*Dr. med. Gertrud Grimm*

# Wechseljahrbeschwerden, Frauenkrankheiten sowie Brustkrebs homöopathisch verhüten und heilen

Dr. med. Gertrud Grimm

# Wechseljahrbeschwerden, Frauenkrankheiten sowie Brustkrebs homöopathisch verhüten und heilen

lehmanns media

*Impressum*

**Bibliografische Information der Deutschen Nationalbibliothek**
Die Deutsche Nationalbibliothek verzeichnet diese Publikation in der Deutschen Nationalbibliografie; detaillierte bibliografische Angaben sind im Internet unter `http://www.dnb.de` abrufbar.



**Wichtiger Hinweis**

Die Vorschläge, was die Dauer der Einnahme der Arzneien betrifft, sind nicht verbindlich, diese können und sollen variiert werden, falls im Heilungsverlauf unerwartet Probleme auftauchen oder der Patient das eine oder andere Präparat nicht verträgt, bzw. die Erstverschlimmerung anders als erwartet verläuft.

Weder Autor noch Verlag haften für irgendwelche Schäden.


Helmholtzstr. 2-9
10587 Berlin
Umschlag: Bernhard Bönisch

Satz & Layout: LaTeX(Zapf Palatino) Volker Thurner, Berlin
Druck und Bindung: OSDW Azymut • Warszawa • Polen
ISBN 978-3-96543-063-1 www.lehmanns.de

# Inhaltsverzeichnis

*Widmung*

Für Michaela

*Danksagung*

Meinen ganz besonderen Dank möchte ich meiner Tochter Cornelia für ihre stete Ermutigung aussprechen.

**Wichtiger Hinweis:**

Alle Ratschläge, Rezepturen und Anwendungen im vorliegenden Buch wurden von mir über Jahrzehnte mit bestem Erfolg erprobt. Dieses Buch richtet sich sowohl Therapeuten als auch an Laien. Laien sollten ohne Beratung eines erfahrenen Behandlers keine Applikationen vornehmen. Weder Autor noch Verlag haften für irgendwelche Schäden.

Dr. Gertrud Grimm

# Teil I.

# Beschwerdefrei durch die Wechseljahre

# 1. Grundlagen

## Der Menstruationszyklus

Die erste Regelblutung nennt man Menarche, den Zeitpunkt der letzten Menstruation (Regelblutung) Menopause.

In den ersten 4 Tagen der Blutung werden die oberflächlichen Schichten der Gebärmutterschleimhaut abgestoßen, manchmal unter recht schmerzhaften Kontraktionen.

Nach dem 4. Tag, beginnt die Aufbauphase, die Schleimhaut der Gebärmutter wird jedesmal erneut aufgebaut. Diese Aufbauphase dauert bis zum 14. Tag. Danach spricht man von der Sekretionsphase, welche bis zum 28. Tag reicht. In dieser Zeit wird die Schleimhaut für die Einnistung des befruchteten Eis vollständig aufgebaut.

Unterbleibt die Befruchtung, dann wird die Gebärmutterschleimhaut wieder abgestoßen. Diesen Vorgang nennt man Menstruationszyklus.

Der Eisprung findet 14 Tage vor Eintritt der nächsten Regelblutung statt.

Der Menstruationszyklus unterliegt einer hormonellen Steuerung. Die Hormone Östrogen und Progesteron werden im Eierstock gebildet.

In der 1. Zyklushälfte wird vor allem das Östrogen gebildet. Dies wirkt auf die Ausreifung der Follikel, deshalb auch Follikelhormon genannt.

Die Ausprägung der sekundären weiblichen Geschlechtsmerkmale wird ebenfalls vom Östrogen gesteuert.

Progesteron, Gelbkörperhormon genannt, wird im Gelbkörper gebildet und zwar in der 2. Zyklushälfte. Es bewirkt den Schleimhautaufbau der Gebärmutter, sodass sich das befruchtete Ei einnisten kann.

Jedes weibliche Individuum hat einen Vorrat von einigen hunderttausend Eizellen. Alle 28 Tage reifen abwechselnd in einem der beiden Eierstöcke einige Primärfollikel heran, aus denen sich dann Sekundär- und Tertiärfollikel entwickeln. Von diesen Tertiärfollikeln, auch Bläschenfollikel genannt, reift einer zum Graaf'schen Follikel heran und enthält die befruchtbare Eizelle. Dieser Follikel platzt zum Zeitpunkt des Eisprungs und entlässt die befruchtbare Eizelle. Der Follikel bildet bis zum Eisprung – 14 Tage vor der nächsten Regelblutung – Östrogene. Nach dem Platzen des Follikels wird dieser zum Gelbkörper und produziert 14 Tage lang Progesteron. Wenn die Eizelle nicht befruchtet wird, schrumpft der Gelbkörper und die Regelblutung setzt ein. Tritt eine Gravidität ein, bleibt der Gelbkörper erhalten und bildet solange Progesteron, bis die Placenta diese Aufgabe weiterhin übernimmt. Nachdem die Eizellen aufgebraucht sind, kommt es dann zum Abfall von Progesteron, die Eisprünge bleiben aus. Die Monatsblutungen werden dann unregelmäßig, später, nach einigen Jahren, kommt es auch zum Östrogenabfall. Östrogene schützen die Gefäße der Frau vor Verkalkung, deshalb kommt es bei Frauen meist erst relativ spät zu Herzinfarkt, Schlaganfall und sonstigen Gefäßverkalkungen.

## Symptome der Wechseljahre

Unregelmäßige, oftmals zu starke Blutung, Hitzewallungen, Schweißausbrüche, Schlafstörungen, Libidoverlust, Herzklopfen, Herzrhythmusstörungen, Gewichtszunahme, Harntröpfeln, depressive Verstimmungen, Nervosität, Trockenheit der Scheide.

Bei länger andauerndem Hormonmangel kommt es manchmal zu:

Schlaganfall, Herzinfarkt, Osteoporose, Arthrose und Morbus Alzheimer.

# 2. Aktiv durch die Wechseljahre

Sport in frischer Luft hilft gegen viele Krankheiten, sogar gegen Krebs. Amerikanische Studien beweisen, dass die Krebserkrankungen bei Patienten, die viel Sport in der frischen Luft treiben, seltener und später ausbrechen als bei der Vergleichsgruppe und oftmals auch nicht so aggressiv verlaufen.

Nun aber zu den Wechseljahren:

In dieser Zeit ist hauptsächlich Ausdauersport zu empfehlen, z. B. Wandern, Nordic-Walking, Skilanglauf, Radfahren und Schwimmen in offenen Seen. Aber auch jede andere anstrengende Bewegung in frischer Luft wirkt den Wechseljahrbeschwerden entgegen. Ich denke an die Hitzewallungen, Schweißausbrüche mit anschließendem Kälteschauer, an die Schlafstörungen, Stimmungsschwankungen und an die Gewichtszunahme. Es handelt sich beim starken Schwitzen, bedingt durch anstrengende Bewegung, um Giftausleitung. Durch die Muskelarbeit in frischer Luft wird eine Entgiftung über die Ausscheidungsorgane erzielt. Durch die Ausscheidung der Schlackenstoffe über die Haut entsäuert der Körper. Blutstrom und Lymphe kommen besser in Fluß. Wo Körpersäfte fließen, gibt es keinen Stau, keine Entzündung, keine Bluteindickung und somit keine Gefäßverstopfung. Es wird dem Schlaganfall und Herzinfarkt vorgebeugt, allein dadurch, dass Überschüsse von Tiereinweiß abgebaut werden.

Beim aktiven Schwitzen werden Stoffwechselsäuren ausgeschieden, der Übersäuerung des Gewebes wird so entgegengewirkt. Der Urin wird wieder basisch, was unbedingt erstrebenswert ist. Der Dyskrasie, der fehlerhaften Zusammensetzung der Körpersäfte, wird entgegengewirkt. Die körperliche Betätigung in frischer Luft wirkt der

Stase, der Stagnation des Bewegungsapparates entgegen. Die Tätigkeit des Darmes wird wieder angeregt, der Nährstofftransport im Körper ebenso. Gefäßerkrankungen wie Migräne, Tinnitus, Hörsturz verschwinden oft ganz, prämenstruelle Störungen und Wechseljahrbeschwerden ebenso. Die Schwangerschaft verläuft komplikationsloser.

In den Wechseljahren leiden die Patientinnen oftmals an Depression, manchmal auch nur an Stimmungsschwankungen, beides wird durch die körperliche Betätigung an der frischen Luft wesentlich besser. Insgesamt werden alle hormonausgelösten Beschwerden gebessert. Wenn die Pfunde purzelten, waren meine Patientinnen immer besonders erfreut. Probieren Sie es aus, beginnen Sie mit Radfahren, Wandern, Langlauf, Schwimmen oder einer anderen Sportart und planen Sie einen Wanderurlaub in den Bergen. Bergwandern halte ich für die gesündeste Form der Bewegung.

# 3. Die richtige Ernährung – Vermeidung bzw. Abbau von Eiweißüberschüssen

Eiweißüberschüsse, d. h. zuviel tierisches Eiweiß, wirken sich sehr ungünstig auf die Wechseljahre aus. Die Eiweißmast ist die Ursache von starken Schweißausbrüchen, hohem Blutdruck und Bluteindickung, welche zu Thrombose, Schlaganfall und Herzbeschwerden führen. Die richtige Ernährung lässt unser Blut, unsere Körpersäfte im allgemeinen, wieder fließen. Dies ist enorm wichtig. Wo Fluß ist, gibt es keinen Stau, keine Bluteindickung, keine Entzündung.

Bei richtiger Ernährung können die Erythrozyten, die unter Eiweißmast verklebt in Geldrollenform im Dunkelfeldmikroskop zu sehen sind, wieder ihrer Aufgabe, Sauerstoff zu transportieren, gerecht werden. Die Eiweißmast macht unser Blut zähflüssig und fördert die Übersäuerung in unserem Körper. Unter Eiweiß-Fasten lösen sich nicht nur die in Geldrollen verklebten Erythrozyten wieder auf, sondern auch andere Merkmale des eingedickten Blutes verschwinden. Filite und Mucorsymplasten, beides Eiweißverdichtungen, sind nach einigen Wochen Eiweiß-Fasten nicht mehr zu beobachten.

Unseren Eiweißbedarf sollten wir mit pflanzlichem Eiweiß decken. Wenn man täglich den Frischkornbrei nach Dr. Bruker isst und genügend Salate bzw. Gemüse, nur ganz kurz blanchiert, nimmt man ausreichend Eiweiß zu sich. Die pflanzlichen Hauptlieferanten für Eiweiß sind das Rohgetreide und Hülsenfrüchte. Sojaprodukte sollten nicht öfters als 2x/Woche gegessen werden.

Man sollte auch nicht täglich Hülsenfrüchte auf dem Speiseplan haben, in jedem Gemüse ist Eiweiß enthalten. Man kann auch mit pflanzlichem Eiweiß, wenn man zusätzlich tierisches isst, eine Eiweißmast betreiben.

Der Frischkornbrei nach Dr. Bruker ist das Kernstück der vitalstoffreichen Ernährung. Dieser sollte 1x/Tag gegessen werden.

**Rezept nach Dr. Bruker:**

3 EL Fünf- oder Sechskornmischung werden mittel bis grob geschrotet, 6 EL Wasser werden dazu gegeben, anschließend wird dies mindestens 5 Std. quellen gelassen, am besten über Nacht. Dann reibt man 1 Apfel und gibt diesen hinzu, zusätzlich rohes Obst nach Saison, außerdem 1 EL Sahne und einige Nüsse, am besten verschiedene Sorten. Die fettlöslichen Vitamine benötigen die Sahne, um ihre Wirkung zu entfalten.

Eine weitere Möglichkeit, Rohgetreide in den Speiseplan einzubringen, ist das Keimen von Getreide:

Man weicht 3 EL Bio-Körner, 6-Kornmischung, über Nacht ein, schüttet diese in ein Sieb, spült sie mit frischem Wasser ab und lässt sie anschließend abtropfen. Danach bleiben die Körner 2 Tage im Sieb und werden 2x/Tag mit Wasser überbraust. Am 3. Tag sehen Sie Keimlinge. Die gekeimten Körner können Sie dann in Suppen geben, an den Salat oder in Soßen und cremige Nachspeisen. Das gekeimte Korn beinhaltet das Achtfache an Vitaminen gegenüber dem nicht gekeimten.

Und noch eine andere Möglichkeit, wenn Sie Abwechslung wünschen oder wenn es mal schnell gehen soll:

Besorgen Sie sich im Reformhaus oder im Bioladen eine Haferquetsche und rohen Nackthafer (dieser ist spelzenfrei). Der Nackthafer wird mittels Haferquetsche gepresst und sofort nach Zubereitung mit Zutaten wie beim Frischkornbrei verzehrt. Die Zubereitung mit rohem Hafer ist nicht durch Haferflocken zu ersetzen, diese sind erhitzt und enthalten damit viel weniger Mineralien, Spurenelemente und Vitamine.

Tabelle 3.1.: Eiweißlieferanten

| **tierisch** | **pflanzlich** |
|---|---|
| Jegliches Fleisch | Getreide |
| Fisch | Linsen |
| Meeresfrüchte | Bohnen |
| Milch | Erbsen |
| Ei | Nüsse |
| | Samen |
| | jegliches Gemüse |

Der hohe Eiweißkonsum fördert die Zähflüssigkeit der Körpersäfte, Blut und Lymphe dicken ein, die roten Blutkörperchen werden unbeweglich, starr, kleben zusammen und können sich dann kaum noch durch die kleinen Blutgefäße schlängeln, welche dann verstopfen. Eine Säurestarre ist oft die Folge. Die Säurestarre kann in der Folge Gefäße verstopfen und ganz verschließen, sodass Blutgerinnsel einen Schlaganfall hervorrufen können. Aber auch die Gefäßwände leiden Schaden, sie werden brüchig, bedingt durch Ablagerungen in den Arterien. Folglich platzen diese, die Gehirnblutung ist die Folge. Weitere Eiweißspeicherkrankheiten sind Hörsturz, Tinnitus, Herzinfarkt und Arteriosklerose. Nach Dr. Bruker steigen die Herzinfarkthäufigkeit und der Verzehr von tierischem Eiweiß seit 4 Jahrzehnten proportional an.

- Der Genuss von Säugetierfleisch, in der Regel sogenanntes rotes Fleisch, ist streng zu meiden, dies fördert die Übersäuerung im Gewebe. Wenn Sie unbedingt Fleisch essen wollen, dann essen Sie 2x/Woche 100 gr. Huhn oder Pute. Das Brustfleisch vom Huhn ist am besten verträglich.

- Meiden Sie Kuhmilch und Kuhmilchprodukte völlig, setzen Sie Ziegenmilch bzw. deren Produkte auf Ihren Speiseplan, besser noch Hafermilch, Sojamilch, Reismilch oder Dinkelmilch. Sojamilch oder Sojamilchprodukte sollten nicht öfter als 2x/Woche zum Einsatz kommen.

- Wenn Sie Pudding oder Cremespeisen zubereiten wollen, verwenden Sie Sahne mit Wasser verdünnt. Der Eiweißanteil der Sahne beträgt nur 2,5 % und ist damit zu vernachlässigen. Kuhmilch fördert Heuschnupfen, Allergien, Mittelohrentzündung, Angina tonsillaris, Bronchitis, kurz: Kuhmilch schwächt die Schleimhäute. Das Blut verklebt, es wird zähflüssig, ebenso dickt die Lymphe ein.

- Quark und Buttermilch sind ungünstig für die Herzkranzgefäße.

- Camembert schädigt Pankreas und Leber sowie die Gallenblase.

- Hartkäse wirkt auf Prostata und den Unterleib ungünstig.

- Muscheln sind sehr schwermetallbelastet.

- Garnelen führen zu Harnsäureerhöhung und in der Folge zu Gichtanfällen.

- Eier sind sehr schädlich, entwickeln Gärgase, schwächen das Immunsystem und verkleben die Eileiter. Sie sind bei Menstruationsproblemen oftmals die Ursache. Verwenden Sie statt Eier Ei-Ersatz aus dem Reformhaus.

Leben Sie insgesamt streng vegetarisch. Sie müssen sich nicht vegan ernähren, aber meiden Sie Tierprodukte möglichst ganz (Honig ausgenommen). Tierprodukte enthalten artfremdes Eiweiß, welches sehr schädlich fürs Immunsystem ist. Butter und Sahne sind erlaubt, der Eiweißgehalt ist ganz gering (2,5 %). Essen Sie viel Frischkost, der Rohkostanteil, an Ihrer gesamten Nahrung gemessen, sollte mindestens 50 % sein. Beim Kochprozess entsteht ein beträchtlicher Vitaminverlust. Vitamin C, E und B12, außerdem Lecithin, Folsäure und Biotin leiden am meisten. Tiefkühlkost gehört zur Frischkost, das Vitamin E ist am empfindlichsten. Insgesamt sind nach 4 Monaten etwa 15 % der Vitalstoffe verloren gegangen, nach 1 Jahr ca. 55 %. Wenn Sie Ihr Frischgemüse lagern wollen, dann bewahren Sie es bitte dunkel und kühl auf. Ein Salat, der 3 Tage alt ist, beinhaltet nur noch 25 % der Inhaltsstoffe.

- Und noch ganz wichtig: Wärmen Sie nie etwas auf, es sollte alles frisch gekocht gegessen werden.
- Beim Lagern und nochmaligem Erwärmen entwickeln sich nach Wilz erhebliche Schadstoffe.
- Essen Sie nur 2-3x/Woche Brot, legen Sie stattdessen eine weitere Gemüsemahlzeit ein.
- Meiden Sie weiterhin alle Arten von Zucker (weißer Zucker, Rohrzucker und Fruchtzucker), es entsteht ein saurer Stoffwechsel, süßen Sie mit Honig.
- Streichen Sie Weißmehlprodukte aus Ihrem Speiseplan, stattdessen sollen Vollkornprodukte zum Einsatz kommen. Statt weißen Nudeln sollten Vollkornnudeln auf Ihrem Speiseplan stehen; statt weißem Reis sollte Naturreis gegessen werden.
- Zu empfehlen ist das Essener Brot, ein wunderbares Brot, das nicht säuert:

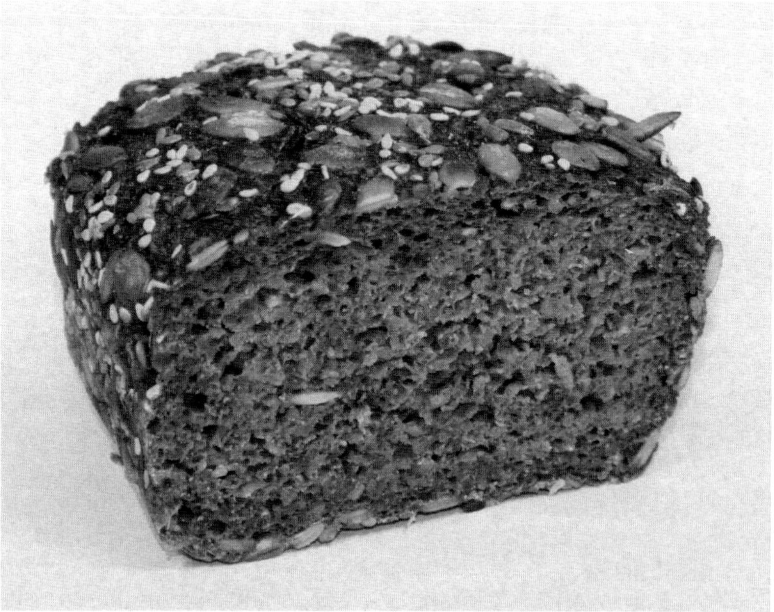

Abbildung 3.1.: Quelle: Fritzs (Wikipedia) Essener Brot.

**Das lebendige Vollkornbrot, gebacken nach einem Rezept der Essēner (Essäer):**

Alle Bestandteile aus kontrolliert biologischem Anbau: Weizen, Roggen, Hafer, Dinkel, Hirse, Leinsaat, Sesam, Sonnenblumenkerne, Honig und Meersalz. 60 % des Getreides (Weizen 100 %) und der Zutaten werden belebt, d. h. in levitiertem Wasser zum Quellen gebracht. Nach ca. 12 Stunden, bevor der Keim sich zeigt, wird das Quellgut mit einer Flockenwalze gequetscht. Vom runden Korn soll der Keimling nur angeregt werden, dadurch enthält er mehr Vitamine und Enzyme. Das Essener-Brot wird mit Sauerteig und sehr wenig (ca. 1 Gramm) Hefeteig zubereitet. Ein Teil des Mahlgutes wird bei warmer Temperatur nur kurze Zeit angesäuert. Dadurch bildet sich dann überwiegend rechtsdrehende Milchsäure und keine Essigsäure. Das ist der Grund für den milden, gar nicht sauer ausgeprägten Geschmack dieses wunderbaren Brotes.

Vertrieb und Versand von Brot und Spezialitäten mit levitiertem Wasser, Yogi und Ayurvedischen Tees von Golden Temple, Strohmatratzen, Fachliteratur u. v. m.:

Horst Kroeger

Unterkatzbach 3,

D-83561 Ramerberg

☎ (08039) 408770, Fax 408771

Mobil: (0172) 9096474

`www.essener-brot.com`

Sollte das Brot bei Ihnen nicht zu bekommen sein, lassen Sie es sich zuschicken!

- Und ganz wichtig: Trinken Sie niemals Bohnenkaffee, Grün- oder Schwarztee, dies sind Gefäßgifte. Durchblutungsstörungen, Blutdruckschwankungen, Migräne und TIA können die Folge sein.

- Und nun eine Zusammenfassung der Nahrungsmittel und Anwendungen, die unser Blut verdünnen und wieder fließen lassen, genauso natürlich die Lymphe:
  Ananas (-saft), Äpfel mit Schale, Knoblauch, Bärlauch, Ginseng, jede Frischkost (Nüsse, Salate, Obst, Rohgetreide), NONI-Saft, Schwarzkümmelöl, Borretschöl-Kapseln, Vitamin C, Gingko-Präparate, Aderlässe.

- Ganz wichtig! Trinken Sie täglich 1½ ltr. Leitungswasser; dies sollen Sie vor dem Genuss 20 Min. köcheln lassen und etwas Ingwer zugeben. Das Wasser wird über den Tag verteilt getrunken.

- Und nun eine Liste basenüberschüssiger Lebensmittel:
  Kartoffeln, am besten Pellkartoffeln, Obst, alle Salate, rohes Sauerkraut, saure Bohnen, Kastanien, Petersilie, Schnittlauch, Kümmel, Senf, Pfeffer, Paprika, saure Gurken, Zitronen, säuerliches Obst und Ziegenmilch.
  Diese Nahrungsmittel enthalten organische Säuren, welche zu Kohlensäure abgebaut und ausgeatmet werden. Der Basenanteil bleibt zurück.

Auch unsere Öle sollten wir sorgfältig auswählen. Bei den nativen Pflanzenölen bleiben Vitamine, essentielle Fettsäuren und Enzyme weitgehend erhalten, dies liegt am Herstellungsprozess.

Und nun eine Auflistung der einzelnen Öle:

- Olivenöl: reich an ungesättigten Fettsäuren, nicht erhitzen, nur für Rohkostsalate verwenden

- Sesamöl: reich an ungesättigten Fettsäuren, cholesterinsenkend, nur für Rohkostsalate, nicht erhitzen.

- Weizenkeimöl: reich an Vitamin E, für Salate, nicht erhitzen.

- Rapsöl: lang haltbar, reich an ungesättigten Fettsäuren, zum Braten geeignet.

- Sonnenblumenöl: reich an ungesättigten Fettsäuren, zum Dünsten und für Salate, nicht zum Braten.

- Leinöl: nur einige Wochen haltbar, reich an Alpha-Linolen-Säuren und 3-fach ungesättigten Fettsäuren, cholesterinsenkend, für Salate verwenden, nicht erhitzen.
- Hanföl: reich an 2-fach ungesättigten Fettsäuren, enthält bis zu 2 % Gamma-Linolensäure, nur für Salate geeignet, nicht erhitzen.
- Erdnussöl: reich an einfach ungesättigten Fettsäuren, nur hochvorerhitzt im Handel erhältlich, zum Dünsten und Braten gut geeignet.

Und unsere Kräuter sollten wir nicht vergessen, diese sind basisch, meist reich an Vitamin C und beeinflussen unseren Stoffwechsel günstig; denken wir an: Basilikum, Bohnenkraut, Beifuß, Borretsch, Dill, Kerbel, Sauerampfer, Gartenkresse, Schnittlauch, Petersilie, Salbei, Zitronenmelisse, Estragon und Majoran.

Was noch günstig für den Blutfluss ist, das wäre der tägliche Genuss von 1 Glas Rotwein.

Und nicht vergessen: Legen Sie jede Woche 1 Fasttag ein, eventuell zusätzlich 1 Rohkosttag. Dies wirkt sich sehr günstig auf den gesamten Organismus aus, auch auf alle Wechseljahrbeschwerden.

# 4. Giftausleitung durch Aschner-Aus- und Ableitungsverfahren

Die alten Ärzte haben die Menses als regelmäßige Reinigung angesehen; der Körper wird dadurch entgiftet. Wenn der Körper sich dann umstellt und die oben genannte Giftausscheidung ausbleibt, ist es ganz besonders wichtig, den Körper mittels Aschner-Ausleitungsmethoden zu reinigen. Zu diesen Ab- bzw. Ausleitungsmethoden zählen das Schröpfen (altägyptisch), der Aderlass (Urmedizin), die Blutegeltherapie, aus dem Mittelalter stammend, der Baunscheidtismus, welcher bis ins 19. Jahrhundert reicht, das Purgieren und das Brechverfahren. Diese Verfahren wirken alle der Dyskrasie, „der fehlerhaften Zusammensetzung des Blutes“, entgegen. Viele Zivilisationskrankheiten haben darin ihren Ursprung.

Wechseljahrbeschwerden kann ebenso durch die Aschner Aus- bzw. Ableitungsmethoden entgegengewirkt werden.

Sämtliche Aschner-Anwendungen dienen der Normalisierung des ph-Wertes durch Giftausleitung. Stoffwechselsäuren werden wieder ausgeleitet, dadurch wird der Übersäuerung des Gewebes entgegengewirkt. Auf diese Weise wirken alle Aschner-Verfahren durchblutungsfördernd, Blut und Lymphe fließen wieder, der Organismus wird besser mit Sauerstoff versorgt. Wo Fluß ist, verschwinden Stau, Bluteindickung und Entzündung. Der gesamte Organismus wird gekräftigt, der Stoffwechsel wird verbessert, Wechseljahrbeschwerden lassen nach oder verschwinden völlig. Dem Schlaganfall, Herzinfarkt, Hörsturz und weiteren Gefäßerkrankungen wird vorgebeugt.

Und wenn es um Schmerzzustände geht, dann helfen die Aschner-Verfahren sehr gut; diese beseitigen den Schmerz, da nach Johann

Abele „die Säure die Mutter des Schmerzes" ist und die Aschner-Ableitungsmethoden die Stoffwechselsäuren ausleiten. Der Schmerz wird ursächlich behandelt, meist lösen sich die Schmerzen direkt nach der Behandlung auf. An erster Stelle ist hier die Cantharidenbehandlung zu nennen, welche die Schmerzen in der Tiefe, klopfend und bohrend, nach einer Sitzung verschwinden lässt. Die anderen Aschner-Methoden wirken selbstverständlich auch schmerzlösend.

## Einzelne Anwendungen

### Der Aderlass

Durch die Menses wird der Körper gereinigt! Eiweißüberschüsse werden abgebaut wie beim Aderlass. Durch den Aderlass geschieht eine Umstimmung der gesamten Konstitution. Dieser greift tief in das vegetative und hormonelle Geschehen ein. Wechseljahrbeschwerden, die mehr vegetativer Art sind, verschwinden oftmals ganz – nur durch den Blutentzug. Ich denke hier an Schweißausbrüche, Herzklopfen, Schlafstörungen, Herzrhythmusstörungen und depressive Verstimmungen. Aber auch als Vorsorge für Gefäßerkrankungen, die durch den Östrogenmangel manchmal in der Menopause auftreten, ist er bestens geeignet.

Der Aderlass ist eine der ältesten Behandlungsmöglichkeiten überhaupt. Als Vorsorge von Gefäßerkrankungen ist er eine sehr gute Medizin. Man kann diesen an verschiedenen Körperstellen anlegen, z. B. an den Beinvenen bei Stau, Entzündung oder Thrombose der unteren Extremität, in der Kniekehle bzw. in den Armvenen, welche die meist bevorzugte Stelle ist.

Vorbeugend gegen Herzinfarkt, Schlaganfall, Thrombose und Durchblutungsstörungen jeglicher Art wird er eingesetzt und wirkt ausgezeichnet.

Blut und Lymphe werden flüssiger, Stau, Entzündung und Bluteindickung verschwinden. Die Geldrollenbildung der Erythrozyten, welche in der Dunkelfeldmikroskopie sichtbar wird, auch die Filite und Mucor-Symplasten, welche bei zähflüssigem Blut zu sehen

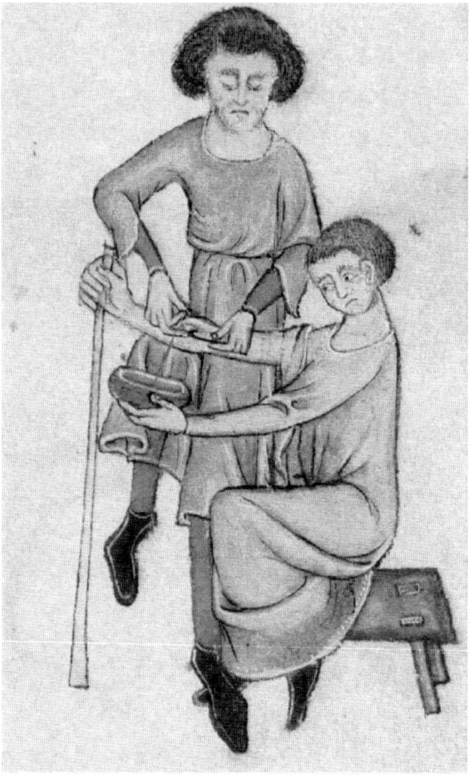

Aderlass. England, 14. Jahrhundert. Miniatur aus dem Luttrell-Psalter. London Britisches Museum Add. Ms. 42130

sind, lösen sich auf. Der Aderlass wirkt somit der Übersäuerung des Gewebes entgegen. Schlackenstoffe werden ausgeleitet.

Die erhöhten Blutfettwerte kehren zur Norm zurück, Blutzuckerwerte ebenso, es wird dadurch der Arteriosklerose vorgebeugt. Weiterhin wirkt der Aderlass fiebersenkend, krampflösend und schmerzlindernd.

Die Menge und Häufigkeit der Blutentziehung richtet sich nach dem Krankheitsbild und der Konstitution des Patienten. Bei akuten Erkrankungen, hohem Fieber kann z. B. eine Menge von 300 ml oder mehr entnommen werden, wenn es sich um einen vollblütigen Patienten mit guter Konstitution handelt. Man kann den Aderlass dann nach 1–2 Tagen nochmals wiederholen, je nach Erkrankung und Konstitution des einzelnen.

Als Schlaganfallprophylaxe empfehle ich den Aderlass 1x wöchentlich, 6 Wochen lang hintereinander, vorzunehmen, später 1x/Monat, einige Male, dann seltener. Die Menge Blut sollte 60–150 ml betragen.

Als Vorsorge bei Herzinfarkt, Claudicatio intermittens und Arteriosklerose allgemein wird ähnlich vorgegangen.

## Die Blutegeltherapie

Die Blutegeltherapie ist eine Behandlung, welche bei allen Wechseljahrbeschwerden hilft, sowohl die vegetative Symptomatik – Hitzewallungen, Kältschauer, Stimmungsschwankungen, Schlafstörungen – als auch die Krankheiten im Herz-Kreislaufsystem werden positiv beeinflusst.

Ich habe die Blutegel oft bei Tinnitus, Hörsturz, Krampfadern, Hypertonie, Arteriosklerose, Claudicatio intermittens und dickem Blut allgemein eingesetzt. Der Erfolg war oftmals verblüffend.

Die Wirkung beruht einerseits auf der Blutentziehung, die dem Aderlass gleicht. Es werden auch hierbei Schlackenstoffe ausgeleitet, Eiweißüberschüsse abgebaut und Stoffwechselsäuren ausgeschieden. Gleichzeitig sondert das Tier ein Sekret ab, welches viele Bestandteile enthält, die allerdings längst nicht alle identifiziert sind.

Und nun zur Praxis der Blutegeltherapie: Je nach Konstitution werden der Patientin 2–8 Blutegel angesetzt, dies richtet sich auch nach der Erkrankung. Die Haut der Patientin wird vorher natürlich gereinigt, und zwar mit Wasser, aber ohne Seife. Auch keine anderen Duftstoffe dürfen verwendet werden. Dies soll in ruhiger, abgedunkelter Umgebung geschehen. Die Tiere saugen sich mit Blut voll – 1 Blutegel entzieht 5–10 ml Blut – die Tiere fallen erst nach 30–90 Minuten ab. Beim Saugen geben die Blutegel viele heilende Stoffe ab. Einige sind schon identifiziert, der bedeutendste ist das Hirudin, ein Protein, welches gerinnungshemmend wirkt. Weitere Stoffe sind

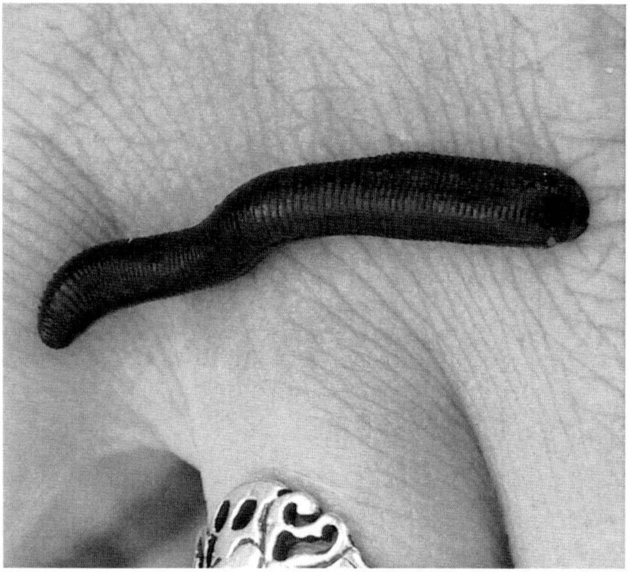

© (Wikipedia) Karl Ragnar Gjertsen. Am Fingergrundgelenk angesetzter Blutegel.

das Eglin, die Hyaluronidase, die Apyrase und Kollagenase, um nur einige zu nennen.

Die meisten sind, wie gesagt, noch nicht identifiziert. Die Blutegeltherapie wirkt gerinnungshemmend, lymphstrombeschleunigend, antithrombotisch, krampflösend, schmerzlindernd und allgemein immunisierend. Wenn die Tierchen sich dann vollgesaugt haben und nach 30–90 Minuten abgefallen sind, bluten die Bisswunden noch einige Stunden nach, diese Blutung ist sehr wichtig und sollte keinesfalls gestoppt werden. Dieser Prozess kann 12 Stunden und länger dauern. Sollte die Blutung einmal doch zu heftig werden oder nach etwa 12 Stunden noch fortdauern, dann bekommt der Patient 2 Globuli Phosphorus D30, 2x im Abstand von 2 Stunden, zusätzlich Trillium D30, ebenso 2 Globuli 2x im Abstand von 2 Stunden. Man kann auch Clauden-Watte oder Flint-Spray einsetzen. Auf die blutenden Stellen werden Saugkompressen gegeben. An der Bissstelle kann eine Rötung zurückbleiben, diese verschwindet mit Notakehl D3 Salbe, Rescue oder Traumeel Salbe. Auch Einreibung mit Eigenurin hilft und bei Juckreiz Fenistil Gel.

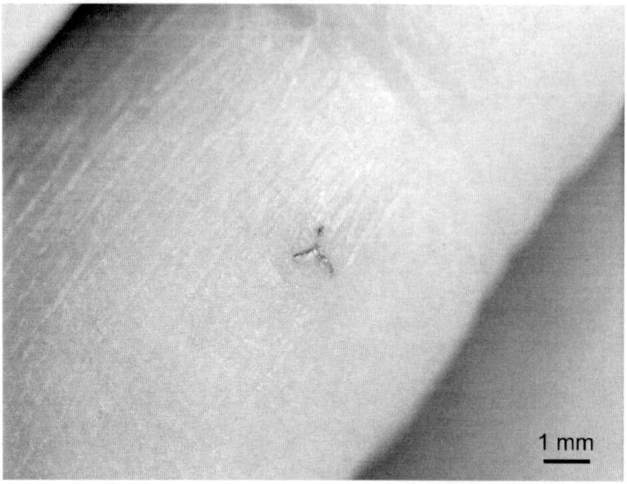


© (Wikipedia) Christian Fischer. Bisswunde eines (mittelgroßen) Medizinischen Blutegels (Hirudo medicinalis) an einem menschlichen Finger – mehrere Stunden nach dem Biss.

An welchen Stellen werden die Tierchen angesetzt?

Drohen beim Patient Durchblutungsstörungen im Kopfbereich, besteht eine Neigung zu Schlaganfall, dann bevorzugt man die HWS, 4–6 Blutegel werden zunächst 1x/Monat angesetzt. Die Menge der Tiere und die Abstände richten sich nach der Konstitution des Patienten. Bei Neigung zu Hörsturz ist die Vorzugsstelle das Mastoid. 1 Egel wird direkt über dem Mastoid angesetzt, der 2. etwa 3 cm unterhalb dieser Stelle, anfangs alle 14 Tage, später 1x/Monat.

Bei Venenleiden setzt man die Tiere neben der gefährdeten Stelle an, entlang der Vene, 4–6 Tiere bei einer Entzündung, bei Neigung zur Thrombose nur 3–4 Egel, etwa alle 6 Wochen.

Handelt es sich um eine Hypertonie, werden meist 4 Egel alle 2-3 Wochen im Nacken angesetzt, zunächst 3x, im späteren Verlauf alle 6 Wochen, auch insgesamt 3x, später im weiteren Verlauf je nach Entwicklung seltener.

Die Diagnose Arteriosklerose der Hirngefäße erfordert 4 Blutegel (je nach Konstitution evtl. 6 Stück) im Nacken alle 3 Wochen über 2-3 Monate, später je nach Verlauf seltener.

Auch bei Morbus Menière helfen Blutegel vorsorglich, 1–2 Blutegel werden über dem Mastoid gesetzt, beidseits im Wechsel, 2–3x/Woche, 2 Wochen lang, dann seltener, je nach Konstitution. Das Mastoid ist eine stark durchblutete Körperstelle, bei starkem Nachbluten gibt man dem Patient 2 Globuli Phosphorus D30, bzw. 2 Globuli Trillium pend D30, manchmal auch beides im Abstand von 10 Minuten, falls nötig. Auch Flint-Spray oder 1 Tropfen Propolis stoppen die Blutung.

Bei Arteriosklerose der großen Gefäße, z. B. bei der Diagnose Claudicatio intermittens, wählt man die Leiste für die Blutegel aus.

Besteht eine Thrombozythämie empfiehlt es sich 2–4 Blutegel 2x/Woche, 2 Wochen lang, später seltener, aufs Kreuzbein zu setzen. Diese Stelle ist ein ganz zentraler Ort, für viele Diagnosen geeignet, auch bei starken Wechseljahrbeschwerden ist diese Stelle sehr günstig.

Bei depressiven Verstimmungen in den Wechseljahren ist die Stelle über dem 5. LWK eine Vorzugsstelle, bei stark vegetativer Symptomatik sind die großen Labien die Vorzugsstelle. Es werden meist 4–6 Egel angesetzt, der Erfolg ist verblüffend.

## Cantharidenbehandlung

Eine weitere Aschner-Ausleitungsmethode ist die Cantharidenbehandlung, sehr gut zur Schmerzausleitung geeignet. Heftigste Krebsschmerzen verschwinden einen Tag nach Anlegen des Pflasters. Es handelt sich bei der Cantharidenbehandlung um den sogenannten „weißen Aderlass", wie man häufig sagt. Es erfolgt bei der Cantharidenbehandlung eine Tiefendrainage, Schmerzen in der Tiefe sitzend, bohrend, klopfend sind oft nach dieser Behandlung für immer verschwunden.

Dort, wo das Pflaster angelegt wird, kommt es zu einer Mehrdurchblutung, zu einer Anregung des Lymphstroms. Auch hier gilt wieder „Die Säure ist die Mutter des Schmerzes", denn es erfolgt hierbei eine

Entsäuerung. Selbstheilungskräfte werden mobilisiert, Stoffwechselvorgänge werden verbessert. Das Cantharidenpflaster wird über, neben bzw. unterhalb der schmerzenden Stelle angelegt. Es handelt sich um eine Aus- bzw. Ableitung der Giftstoffe.

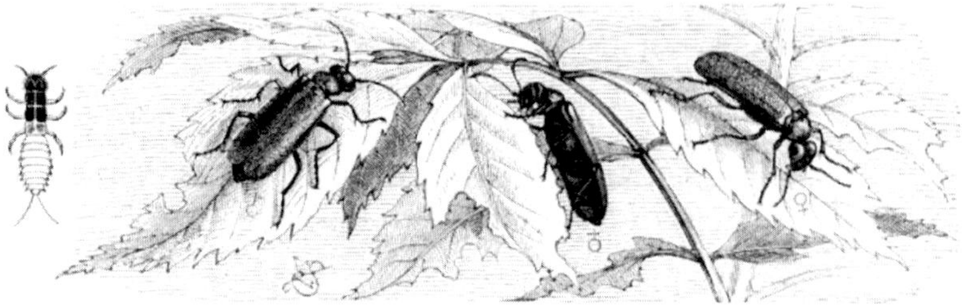

Aus Brehms Tierleben (1887): Spanische Fliege (Lytta vesicatoria)

Will man einen Hörsturz verhindern, dann legt man das Pflaster am Mastoid an, wenn die Hirnduchblutung verbessert werden soll, rechts und links neben der HWS. Wie alle Aschner-Verfahren hat auch diese Anwendung Wirkung auf die Dyskrasie und baut damit Durchblutungsstörungen jeglicher Art vor.

Bei klimakterischen Beschwerden vegetativer Art, auch bei Depressionen und restless legs wird das Pflaster über dem 5. LW angelegt, dies ist eine zentrale Stelle bei der Frau, von dort aus werden viele Stoffwechselvorgänge beeinflusst. Die Depressionen z. B. verschwinden oftmals innerhalb von 24 Stunden.

### Durchführung der Behandlung

Die Salbe wird über oder neben dem Schmerzgebiet hauchdünn (ca. 1 mm) aufgetragen, morgens, damit die schmerzende Phase nicht in die Nacht fällt. Die Haare müssen an dieser Stelle abrasiert werden. Nach 4–5 Stunden beginnt die Haut unterhalb der Salbe zu brennen, dieser Brennschmerz besteht dann einige Stunden. Auf die Salbe wird ein Stück durchsichtige Haushaltsfolie gelegt, darüber Zemuko. Das Zemuko wird mit Heftpflaster fixiert. An der Stelle, wo die Salbe aufgetragen wurde, entsteht eine Brandblase, fast immer mit klarer Flüssigkeit gefüllt. Es handelt sich dabei um Lymphe. In seltenen

Fällen ist die Flüssigkeit eingedickt, geliert, dies ist ein Zeichen von starker Übersäuerung. Die Lymphe wird durch Eröffnen der Blase am unteren Pol nach 12–20 Stunden abgelassen, bei Eindickung ganz vorsichtig mit einem Spatel abgetragen. Danach wird ein Salbenverband an dieser Stelle angelegt. Ich habe meist Rescue Salbe zur Anwendung gebracht. Dieser Salbenverband wird einige Male erneuert, nach 5 Tagen hat sich eine neue Haut gebildet. Ein weiteres Pflaster kann nach ca. 4 Wochen an dieser Stelle angelegt werden.

*Rezept I*

**Milde Salbe**

| | |
|---|---|
| Tct. canthar. | 10,0 |
| Ol. arachidis | 2,0 |
| Adeps benz. | 2,0 |
| Cera flava | 1,0 |
| Ung. molle ad | 50,0 |

*Rezept II*

**Starke Salbe**(üblich)

| | |
|---|---|
| Cantharis Pulv. | 175,0 |
| Acid. Acet. | 13,5 |
| übergießen mit | |
| Ol. Therebinth | 75,0 |

48 Stunden bedeckt stehen lassen

| | |
|---|---|
| Cera alba | 87,5 |
| Acid. benzoicum | 100,0 |

schmelzen und erkalten, dann in

| | |
|---|---|
| Colophonium | 87,5 |

das in Chlorophorm gelöst ist, schütten. Beide Teile mischen und im Wasserbad auf 500,0 eindicken.

Zu den Aschner Aus- und Ableitungsverfahren zählen außerdem das blutige und unblutige Schröpfen, der Baunscheidtismus und das Setzen einer Fontanelle.

## Schröpfen

Eine weitere Ausleitungsmethode ist das Schröpfen.

Das Schröpfen ist ebenso eine Aus- bzw. Ableitungsmethode. Es hat sich in meiner Praxis bei sämtlichen klimakterischen Beschwerden, auch bei Depressionen sehr bewährt. Die Vorzugsstelle ist auch hier wieder der 5. LW.

Beim blutigen Schröpfen verwendet man ein Hämostilett, damit werden durch Einstiche in die Haut Hautpartien über dem Schmerzorgan geöffnet, dann werden die Schröpfgläser über den Einstichen aufgesetzt, die Schröpfgläser füllen sich zu ¼–⅓ mit Blut, welches über den geöffneten Hautpartien austritt. Das Immunsystem wird angeregt. Der Reiz ist enorm.

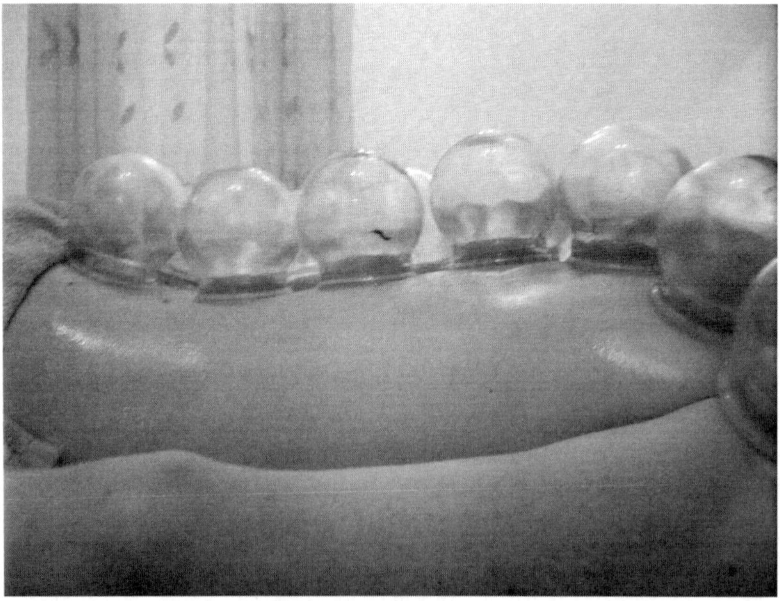

© Wikipedia: quatro.sinko. Schröpfen

Beim Trockenschröpfen werden die Schröpfgläser erhitzt und über der schmerzenden Stelle oder über der speziellen Reflexzone, die dem inneren Organ zugeordnet ist, aufgesetzt. Auch hierbei ist die Wirkung auf das Immunsystem enorm.

## Der Baunscheidtismus

Die Baunscheidt-Therapie wurde 1840 erfunden. Ein Lehrer, Carl Baunscheidt, litt an therapieresistenten rheumatischen Schmerzen in der Hand. Er wurde eines Tages beim Öffnen eines Fenster von Mücken in die kranke Hand gestochen, danach verschwanden seine Schmerzen für immer. Es wurde daraufhin ein Nadelungsgerät (Vitralisator) entwickelt, auch „Lebenswecker" genannt. Damit werden Stichelungen in die Haut vorgenommen. Anschließend wird die Haut mit einem Öl eingerieben, heute mit Nelken- bzw. Wacholderöl, da Crotonöl verboten ist (krebsfördernd). An den gestichelten Stellen entstehen Eiterungen, welche mit Baunscheidt-Watte abgedeckt werden. Man kann aber auch normale Watte nehmen. Wenn die Pusteln abgetrocknet sind, wird die Watte entfernt. Ich hatte bei der Behandlung von Schmerzzuständen, bei mehr oberflächlichen Schmerzen, z. B. Neuritiden, sehr gute Erfolge, hauptsächlich aber dient der Baunscheidtismus sowie das Schröpfen der Giftausleitung.

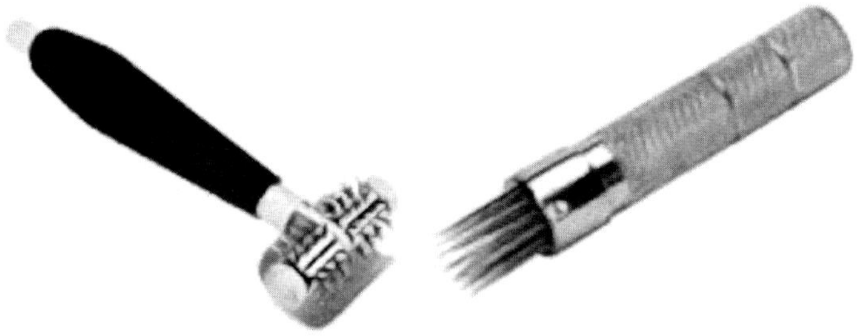

„Lebenswecker" nach Baunscheidt (Baunscheidttherapie)

Die Ausleitung („Purgation") über den Darm ist die Basistherapie bei vielen Erkrankungen. Aschner weist auf die schlimmen Folgen chronischer Obstipation mit größtem Nachdruck hin. Chronische Verstopfung ist oft die Ursache von Bluthochdruck, Migräne, klimakterischen Beschwerden, Gallensteinerkrankungen und Leberentzündung. Wenn Überreste der Nahrung stets 3 – 4 Tage im Dickdarm verweilen, besteht auch ein größeres Risiko, an Krebs zu erkranken. Dünndarmkrebs ist sehr selten. Die Gefahr, an Dickdarmkrebs zu erkranken, ist dagegen rund 100-mal größer. Der rasche Durchlauf der Nahrung durch den 3 bis 5 Meter langen Dünndarm könnte dabei ausschlaggebend sein. Im vergleichsweise sehr viel kürzeren Dickdarm verweilen die Reste der Nahrung dagegen sehr viel länger. Ein rascher Transport der Nahrungsreste im Dickdarm und damit verbunden das zügige Abführen des Darminhalts ist heute genauso wichtig wie früher. Folgende Mittel sind zur Unterstützung geeignet: Vollkornbrot, Rohgetreide, Salate, Naturreis, Gemüse, Leinsamen, Sauerkraut- und -saft usw.

Gleichzeitig wird dadurch auch die Darmflora saniert. Sauermilch, Kefir, Sauerkraut, saure Bohnen und andere eingesäuerte Gemüse müssen auf dem Speiseplan stehen. Dass unsere Vorfahren seltener und meist erst in höherem Alter an Krebs erkrankten, schreibt man unter anderem dem häufigen Verzehr von eingesäuertem Gemüse im Winter zu, da es noch keine Kühlschränke gab.

Auf das Setzen einer Fontanelle möchte ich hier nicht weiter eingehen, da dies heute fast nicht mehr vorgenommen wird. Bei therapieresistenten Schmerzen rheumatischer Art bringt eine Fontanelle sofortige Erleichterung. Dies wird allerdings nur noch vorgenommen, wenn ein Patient aus gesundheitlichen Gründen nicht mehr operiert werden kann oder wenn dieser die Operation aus Glaubensgründen ablehnt.

Abschließend möchte ich sagen, dass die Aus- und Ableitung von Giftstoffen das Wichtigste ist, um gesund zu bleiben und gesund zu werden. Wenn man mit dem ganzheitlichen Denken nicht vertraut ist, fällt es einem schwer, einzusehen, dass z. B. ein offenes Bein, ein Ulcus cruris, etwas mit dem Schlaganfall zu tun hat. Ich habe mehrfach in meiner Praxis erlebt, wie die Patienten innerlich krank wurden, z. B. einen Schlaganfall erlitten, wenn die Beingeschwüre schulmedizinisch in kürzester Zeit zum Abheilen gebracht wurden. Innerhalb von Monaten kam es zu Gefäßprozessen, brachen Magengeschwüre auf oder andere Schwachstellen meldeten sich.

# 5. Homöopathische Typenmittelsuche

Der Arzt Samuel Hahnemann (1755-1843) begründete eine neue, einzigartige Heilmethode. Diese heilt nach dem Ähnlichkeitsprinzip sanft und anhaltend, es bedeutet, dass Ähnliches mit Ähnlichem geheilt wird. Das heißt, dass eine Substanz, die beim Gesunden Krankheitssymptome verursacht, gleichzeitig beim kranken Menschen dieselben Symptome heilt.

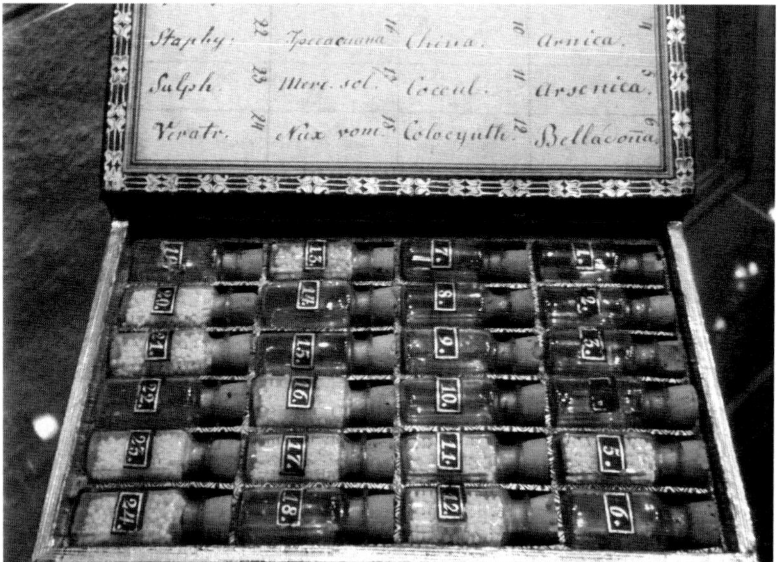

© Wikipedia. Deutsches Apothekenmuseum, Homöopathische Taschenapotheke (1835-1843) aus dem Besitz Samuel Hahnemanns, der sie in seinen letzten Lebensjahren in Paris benutzte.

Dabei wirkt die Substanz in potenzierter Form, sie wird verdünnt und verschüttelt. Z. B. ist Coffea arabica eine Arznei gegen Schlaflosigkeit, natürlich in verdünnter Form, in D30 bzw. D6 oder auch sehr hoch verdünnt. Oder Apis mellifica, die Honigbiene, ist ein Mittel gegen Bienenstiche. Nun gibt es unter der Vielzahl der homöopathischen Arzneien jeweils das dem kranken Menschen ähnlichste Mittel, das Similimum, auch Konstitutionsmittel genannt oder Typenmittel, und dies gilt es herauszufinden. Es beeinflusst Körper, Geist und Psyche gleichzeitig und heilt anhaltend. Außer seinem Similimum braucht der Patient im Laufe des Lebens noch weitere Mittel, diesmal Simile genannt (ähnlich).

## Homöopathische Arzneimittel

Geeignete Arzneien zur Behandlung von klimakterischen Beschwerden sind:

Acidum sulfuricum, Sepia, Lachesis, Jaborandi, Sanguinaria, Cimicifuga und Glonoinum.

- **Lachesis** – die Buschmeisterschlange – hat eine große Affinität zum Gefäßsystem. Es passt auf Menschen, die eine große Redelust auszeichnet, Patienten, denen es am frühen Morgen nicht gut geht. Diese sind morgens unpässlich, oft traurig, ihre Beschwerden haben am Morgen ihren Höhepunkt. Dafür können diese Menschen bis tief in die Nacht hinein arbeiten, und zwar über lange Zeit. Sie sind äußerst leistungsfähig und brauchen nicht viel Schlaf. Ihr Blut ist meist zähflüssig, dick, die Patienten neigen zu Blutungen und Sepsis. Ihre Wangen sind bläulich bzw. purpurfarben, ebenso die eventuellen Wundränder, Ulcera oder Furunkel. Man beobachtet manchmal richtig schwarze Ränder. Eine weitere Schwäche ist im Gefäßsystem zu beobachten: Lachesis-Patienten vertragen oftmals kein heißes Bad, keine heißen Getränke, sie leiden unter Herzklopfen, unregelmäßigem Puls, Hitzewallungen, Zyanose und Schwächeanfällen. Das eingedickte, zähflüssige Blut und die Schwäche im Herz-Kreislaufsystem führen nicht selten zu Thrombosen, Schlaganfall und Herzinfarkt. Auch variköse Ulcera, Embolien

und Sepsis sind nicht selten.
In den Wechseljahren klagt die Patientin über Hitzewallungen, Schweißausbrüche und Frösteln im Rücken, außerdem über Kopfschmerzen auf der linken Seite, weiterhin über Rheuma in den Fingergelenken, Herzklopfen und Pulsunregelmäßigkeiten. Kreislaufstörungen verbunden mit Schwäche kommen häufig vor. Und immer ist die Patientin sehr geschwätzig.

- **Sepia officinalis** – Tintenfisch: Diese Arznei wird bei Frauen häufiger eingesetzt als bei Männern. Sepia passt auf Frauen mit gelblicher Gesichtsfarbe und dunklen Haaren. Sie sind öfters adipös, klagen über ein Gefühl des Nach-unten-Drängens. Die Beckenorgane sind schlaff geworden, Gebärmuttervorfall kommt häufig vor. Hitzewallungen und Depressionen sind Themen von Sepia. Die Scheide ist in den Wechseljahren trocken, die Patientin ist Koitus gegenüber abgeneigt. Kreuzschmerzen sind ein weiteres Thema in den Wechseljahren, ebenso kalte Extremitäten und Ruhelosigkeit der Glieder.

- **Cimicifuga** – Wanzenkraut – passt auf unruhige, traurige Personen, die oft nervös sind und rheumatische Beschwerden haben. Diese klagen häufig über Schlaflosigkeit. Morgens geht es ihnen schlechter. Bei Angina pectoris mit unruhigem Puls hatte ich gute Erfolge, wenn es auf den Typ passte.

- **Jaborandi** – Rautengewächse, Brasilien – ist sehr hilfreich bei starken Schweißausbrüchen, auch bei Nachtschweiß. Herzjagen und Zittern, auch Frösteln kommen häufig vor. Ursächlich ist oftmals eine Hyperthyreose schuld an den Symptomen. Es hat meinen Patientinnen in den Wechseljahren als letzte Rettung oft sehr geholfen.

- **Acidum sulfuricum** – Schwefelsäure: Schwäche ist ein Thema von Acidum sulfuricum, diese kennzeichnet ja alle Säuren. Hitzewallungen mit Schweiß – am ganzen Kopf –, Zittern, Unruhe und Schlaflosigkeit sind Symptome, über die die Patientinnen in den Wechseljahren klagen. Kopfschmerzen und rechtsseitige Neuralgie am Kopf kommen häufig im Klimakterium vor. Eine große Schwäche zeigt sich hauptsächlich im Magen. Sodbrennen, saures Aufstoßen und ein Gefühl der Erschlaffung kommen immer wieder vor.

- **Glonoinum** – Nitroglyzerin: Hitzewallungen mit Schweiß, Erröten, Blutandrang zum Kopf, Klopfen in den Ohren, Kopfdruck und Herzklopfen sind die Klagen der Patientinnen im Klimakterium. Weiterhin ist Glonoinum sehr geeignet für Bluthochdruck mit drohendem Schlaganfall, für sogenannte Blutdruckkrisen. Patienten klagen auch hierbei über ein Gefühl des Blutandranges zum Kopf, pulsierenden Kopfschmerz und Klopfen in den Ohren und Herzklopfen.
  Bei Blutdruckkrisen habe ich über Jahrzehnte bei RR-Werten über 200 mm Hg 15 Tropfen Glonoinum D3 (DHU, Weleda) auf die Zunge gegeben, oftmals nach 10 Minuten weitere 5–8 Tropfen, je nach Blutdruckwert. Damit kehrten die erhöhten Blutdruckwerte zur Norm zurück. Die Patienten bekommen von der Arznei keinen roten Kopf und keinen Schwindel. Liegen die Blutdruckwerte bei 170–180 mg Hg etwa, dann beginne ich mit 10 Tropfen Glonoinum D3 und gebe bei Bedarf nochmals 5 Tropfen nach.

- **Sanguinaria canadensis** – kanadische Blutwurzel – passt für Patientinnen mit Hitzewallungen, aber ohne Schweiß. Rote Wangen kommen meist vor. Die Patientinnen klagen oft über Kopfschmerzen, ausgehend von der HWS oder vom Hinterkopf. Dieser Kopfschmerz breitet sich nach oben aus und zieht bis zu den Schläfen, stets auf der rechten Seite. Auch bei Gesichtsneuralgien rechts hilft Sanguinaria sehr gut, wobei hier von der Schulmedizin und auch naturheilkundlich wenig Hilfe zu erwarten ist. Bei Blutungen aus dem Uterus ist diese Arznei eine große Hilfe, wenn die Konstitution passt.

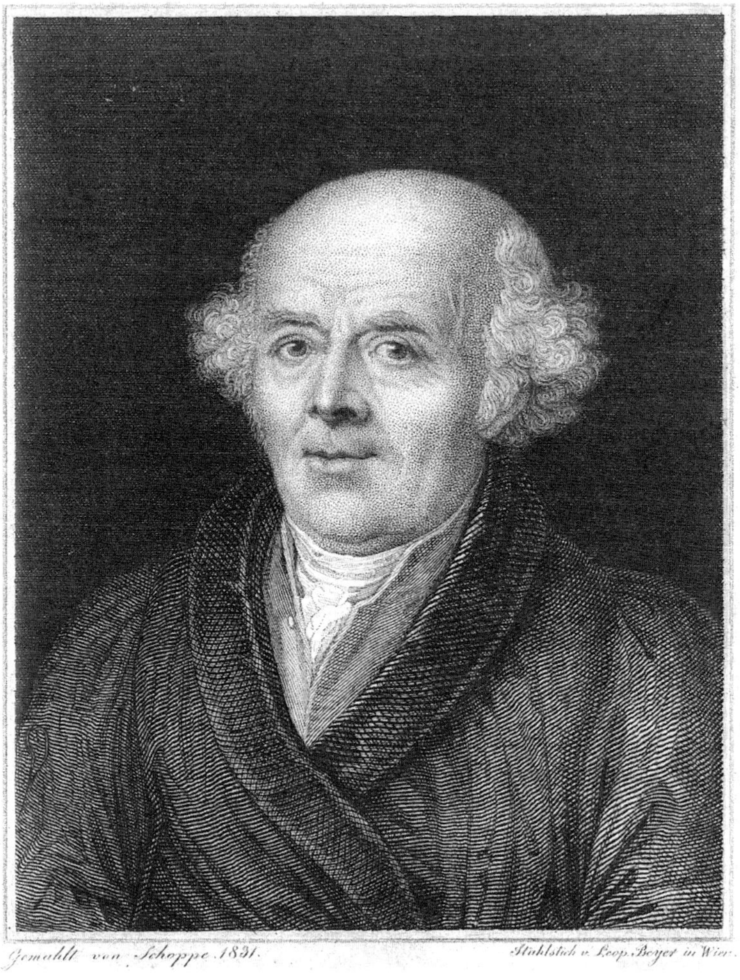


© Wikipedia. Samuel Hahnemann, der Begründer der Homöopathie. 1831. Stahlstich nach einem Gemälde von Julius Schoppe

# 6. Die Miasmenlehre und ihre Gesetzmäßigkeiten

Hahnemann beobachtete, dass Beschwerden, Symptome und Krankheiten nicht von der Lebenskraft oder dem gut gewählten Typenmittel allein dauerhaft geheilt werden konnten, sondern immer wieder kamen, manchmal nach Monaten oder Jahren. Irgendeine krankmachende Schwäche, die hinter den Symptomen steckt, muss es geben. Er forschte weiter, wie er dem Menschen besser und anhaltend helfen könne und er fand heraus, dass jeder von uns eine tiefe krankmachende Schwäche von Geburt an in sich trägt. Diese Schwäche nannte er Miasma, deren Wurzel bei den Vorfahren zu suchen ist. Sie hatten auch schon dieses Miasma, nur die Symptome – die Krankheiten – waren oftmals andere, sie stehen aber in Beziehung untereinander. Das Miasma beschreibt Hahnemann als eine Reaktion auf bestimmte Infektionen. Womit der Organismus nicht allein fertig wird, sondern chronische Krankheiten entwickelt. Die Lehre der Beziehung von Krankheiten untereinander ist enorm wichtig und geht auf ihn zurück.

Hahnemann stieß bei seiner jahrelangen Forschung auf 3 Miasmen, dem psorischen, dem sykotischen und dem syphilitischen Miasma; ein weiteres sehr wichtiges Miasma ist das tuberkulinische, was erst später dazukam, aber indirekt auch auf Hahnemann zurückgeht, da es eine Verschmelzung vom psorischen und syphilitischen Miasma darstellt.

An den Folgen des tuberkulinischen Miasmas leiden sehr viele Patienten. Auf dem Boden der Tuberkilinie entstehen aggressive Erkrankungen, oft mit heftigen Schmerzen, wie Neuralgien, verbunden.

Und nun zu den einzelnen Miasmen, die auf Hahnemann zurückgehen.

# Die Psora

Psora heißt übersetzt Juckreiz, wir sind alle von der Psora, der Krätze infiziert. Symptome, welche die Psora hervorbringt, sind auf psychischem Gebiet eine große Unruhe, Hyperaktivität, Depressionen, Reizbarkeit, Konzentrationsmangel und eine Neigung zu Epilepsie. Körperliche Symptome sind Erkrankungen der Haut wie Ekzeme und Akne, bei Kindern finden sich oft Läuse, die Darmschleimhaut ist mit Würmern besiedelt, starker Juckreiz herrscht vor. Allergien runden das Bild ab, Allergien auf Salben, Kosmetika, Tierhaare etc.

Psorische Patienten leiden häufig an Durchfall, Schweißausbrüchen, Migräne und hohem Fieber. Sie sind nervenschwach, wetterfühlig und haben Schlafstörungen, weil sie nicht abschalten können. Ich habe bei psorischen Menschen immer wieder einen Verarmungswahn bei genauer Anamnese finden können. Es sind Geschäftsleute, welche vom Ruin erzählen und in Wirklichkeit sehr vermögend sind. Man muss in diesen Fällen oftmals die Angehörigen fragen, um ein genaues Bild zu bekommen.

Psorisch infizierte Menschen häufen gerne Besitz an, sie sind oft Sammler und können sich schwer von materiellen Gütern trennen. Zugluft, Durchzug, Föhn und Wetterwechsel sind häufige Themen. Kreislaufstörungen, verbunden mit kalten Händen und Füßen, rote Augen, Schnupfen, entzündete Schleimhäute aller Körperöffnungen, Bettnässen und Zähneknirschen sind häufig vorkommende Symptome bzw. Krankheiten. Die Körperhaltung ist oft schlecht, die Schultern hängen, diese Menschen lehnen sich immer irgendwo an. Prä- und postmenstruelle Beschwerden kommen häufig vor.

Psorische Menschen sind empfindsam und empfindlich. Sie sind gereizt und reizbar, störbar und schnell beleidigt. Sie sind als Schüler gut und in ihrem Beruf auch tüchtig. Die Nervosität auf der Haut erscheint als Juckreiz, manchmal sucht sie sich ein anderes Ventil: der Patient erschreckt oder regt sich auf und bekommt Durchfall oder Herzrhythmusstörungen.

Ganz wichtig ist, dass durch den Hautausschlag die Pickel, die wir Akne nennen, oder das Ekzem bzw. die Allergie die Giftstoffe ausgeschieden werden, die Haut ist ein großes Ausscheidungsorgan, das

Schwitzen ist sehr wichtig. Alle Ausscheidungsformen sind gut und müssen gepflegt und nicht unterdrückt werden. Es dürfen auf keinen Fall Salben mit Kortison eingerieben werden, dann bekommt ein psorischer Patient Gelenkprobleme oder Heuschnupfen bzw. Asthma bronchiale. Die Symptome wandern zu einer tieferen Ebene hin. Der Patient wird wirklich krank.

Die Hautausschläge sind nicht wirklich eine Krankheit, diese sind ein Versuch des Körpers, sich zu reinigen. Der Körper hat noch genug Kraft, den Müll nach außen zu transportieren. Eine Unterdrückung wäre furchtbar. Im Gegenteil: Wenn ein Patient mit psorischen Erkrankungen kommt, z. B. Asthma bronchiale, Epilepsie, Osteoporose usw., dann versuchen wir Homöopathen die Krankheit über die Haut oder sonst ein Ausscheidungsorgan auszuleiten. Wir stärken die Lebenskraft des Patienten, und oftmals erscheint ein Ausschlag. Die Krankheit, weswegen der Patient kam, beruhigt sich, der Ausschlag wird später auch homöopathisch geheilt. Die Heilung geht von innen nach außen. Auch der Durchfall beim psorischen Patienten ist heilsam.

Ich kann mich an einen Lehrer erinnern, der gleichzeitig Leiter einer einklassigen Volksschule war; dieser Patient hatte jeden Morgen, bevor er zur Schule fuhr, 3–5x Durchfall. Die Ehefrau sagte stets: dies sind seine Nerven. Solch einen Durchfall darf man auf keinen Fall stoppen, das wäre das Schlimmste, was man einem psorischen Patienten antun kann. Die Nervosität nach innen schieben, bedeutet innere Unruhe verbunden mit den oben genannten psorischen Krankheiten. Auch hatte dieser Lehrer während der Schulzeit stets Ekzeme an den Händen, er meinte, er sei auf die damals noch benutzte Kreide allergisch. Die Kreide war nicht schuld am Ausschlag, sondern seine psorische Veranlagung, die Bereitschaft zu Allergien und seine innere Unruhe, die für einen starken Juckreiz sorgte. Der Hautausschlag an der Innenseite der Hände verschwand immer in den Ferien, deshalb gab er der Kreide die Schuld, aber er machte sich stets schon in der letzten Ferienwoche bemerkbar, da gab es noch keine Kreide, sondern innere Spannung, was ihn wohl nach den Ferien wieder erwarte. In den Ferien kam dieser Patient oft mit Fließschnupfen in die Praxis, „er hätte sich einen Zug geholt", meinte er. Auch diesen

Schnupfen darf man nicht unterdrücken und schnell stoppen, keine Ausscheidung darf gestoppt werden, sie ist eine Reinigung.

Wenn der Körper genügend Lebenskraft hat, entledigt er sich von seinen Giften durch verschiedene Ausscheidungsformen, wenn man diese stoppt, wird er auf der tieferen Ebene krank.

Psorische Menschen sind liebenswerte Menschen, vor ihnen braucht man keinerlei Angst zu haben wie manchmal vor den syphilitischen.

In den Wechseljahren leiden psorische Menschen unter vermehrten Schweißausbrüchen, welche auf keinen Fall unterdrückt werden dürfen, sondern mit dem entsprechenden Konstitutionsmittel und der entsprechenden Nosode behandelt werden sollen. Diese verschwinden dann mit der Zeit ganz. Auch sollen diese Hitzewallungen nicht schnell naturheilkundlich beseitigt werden, denn man kann auch naturheilkundlich ein Symptom unterdrücken und sogar homöopathisch, z. B. mit Komplexmitteln (Traumeel, Cantharis Ptk., Meditonsin, Sticta Ptk.)

Bei diesem Miasma sollte unbedingt die Nosode Psorinum eingesetzt werden, z. B. in der Verdünnung D200 einige Male im Abstand von 4 Wochen oder auch als D1000 je nach Anamnese. In der Verdünnung D1000 wird die Nosode nur 1–2x/Jahr verabreicht.

## Das sykotische Miasma – die Sykosis

Eine unterdrückte Tripperinfektion macht den Patienten für ganz bestimmte Krankheiten anfällig. Die Tripperinfektion kann bei ihm selbst oder bei seinen Vorfahren vorgekommen sein.

Beginnen wir bei den Kindern:

Kinder, die auf die Welt kommen, leiden oftmals unter der Diagnose Ophtalmia neonatorum. Gelbgrüner Eiter läuft aus deren Augenwinkel. Hasenscharte, Nierenreflux, Turnersyndrom und Mongolismus sind Themen vom sykotischen Miasma. Solche Kinder haben oftmals 1 Organ zu viel gegenüber den syphilitischen Neugeborenen, die dann nur 1 Niere haben, während die sykotischen Kinder 3 Nieren mit auf die Welt bringen oder 6 Zehen an den Füßen.

Leistenhernie, Nabelbruch und Hydrocele sind weitere Merkmale. Der plötzliche Herztod bei Säuglingen hat seine Wurzeln im sykotischen Miasma. Auch angeborene Herzfehler sind nicht selten. Wenn die Kinder dann aufwachsen, leiden sie manchmal an rezidivierenden Nephritiden.

Die Haut ist ein weiteres Thema, diese bringt folgende Symptome hervor: Hämangiome, Muttermale, Warzen, Dornwarzen, später Psoriasis und trockene Ekzeme. Beim sykotischen Miasma juckt nichts, bei der Psora ist immer ein recht starker Juckreiz vorhanden. Pigmentflecken und Vitiligo kommen bei der Sykosis vor. All diese Hautsymptome sollen niemals unterdrückt werden, weder mit Tinkturen noch Salben behandelt oder entfernt werden. Hautausschläge sind immer eine Möglichkeit der Reinigung. Die Lebenskraft des Menschen ist noch stark genug, um die Giftstoffe auszuleiten. Jeder Hautausschlag ist eine große Erleichterung für den Gesamtorganismus. Seien Sie dankbar um jede Hautunreinheit. Wenn Sie dem Körper dieses Ventil nehmen, wird er mit Sicherheit auf der tieferen Ebene krank, dort wo seine Schwachstellen sind.

Wenn Sie dem psorischen Patienten die Warzen entfernen oder diese auch mit Chelidonium Urtinktur oder Thuja Urtinktur behandeln, oder mit Thuja D6, ohne dass dies auf die Konstitution passt, dann wird dieser z. B. Gelenkprobleme bekommen, der sykotische Patient Depressionen, Arthrose, Osteoporose, Herzprobleme oder Krebs. Dies ist keine schöne Alternative. Wir Homöopathen müssen dann die Hautsymptome wieder ans Tageslicht holen, um den Patienten so gut wie es geht zu heilen. Symptome wegoperieren, dies ist keine Heilung.

Pilze auf Haut und Nägeln kommen bei der Sykosis vor. Immer wieder klagen die Patientinnen über Scheidenpilze oder allgemein über Vaginitis. Dies sind alles miasmatische Erleichterungen, für die man sehr, sehr dankbar sein muss. Mit einer homöopathischen konstitutionellen Behandlung verschwinden dann im Laufe der Behandlung auch die oberflächlichen Symptome, welche eigentlich gar keine Krankheit sind. Die Heilung geht von innen nach außen und nicht umgekehrt. Nehmen Sie dem Körper seine Symptome nicht, niemals!! Die Folgen machen sich oftmals erst nach Jahren bemerkbar und diese sind fatal.

Wenn Sie an Krampfadern leiden, lassen Sie diese niemals operieren. Es gibt andere Möglichkeiten. Der Patient wird danach, manchmal erst nach Monaten oder Jahren, depressiv und hat Selbstmordgedanken, oder eine andere tiefliegende miasmatische Erkrankung taucht auf, beim sykotischen Miasma z. B. Asthma bronchiale, Polyarthritis, Herzrhythmusstörungen, Koronarsklerose oder Krebs.

Weitere sykotische Merkmale sind: Hallux valgus, ständig verstopfte Nase, – von Geburt an – Nierensteine, Gallensteine, Bronchitis, Nasenpolypen, grüngelbe Eiterungen, Tonsillitis, Lymphdrüsenschwellungen, Neigung zu rezidivierenden Erkältungen, gelbgrüner Ausfluss, erhöhte Cholesterinwerte, erhöhte Harnsäurewerte, Arthrose, Polyarthritis, Krebs, Prostataerkrankungen, Süchte und Zwangsneurosen. Ich bitte Sie auch hier wieder: Operieren Sie den Hallux valgus nicht. Stoppen Sie den gelbgrünen Ausfluss nicht mit Vaginal-Supp. und nehmen Sie keinerlei cholesterinsenkende Medikamente. Durchblutungsstörungen am Herzen und Krebs sind wahrlich schlimmer. Statt Symptome zu unterdrücken, unterziehen Sie sich einer homöopathischen konstitutionellen Behandlung, welche die miasmatische Glut abschwächt, d. h. teilweise zum Erlischen bringt.

Der sykotische Patient hat oft eine Glatze, die Haut ist meist fettig, die vielen Hautunreinheiten wie Warzen, Dornwarzen, Muttermale und Hämangione fallen bei der Erstuntersuchung auf. Diese Menschen sind oftmals extrovertiert, trinken gerne Alkohol, vor allem Wein. Sie neigen zu Übertreibung. Sie arbeiten sehr viel, nachts geht es ihnen besser als am Tag. Sie fallen manchmal als Nachtschwärmer auf, ziehen betrunken durch die Straßen. Solch ein Patient nannte sich selbst „Fürst der Nacht".

Sykotische Patienten haben gerne von allem zu viel, sie leiden an gut- und bösartigen Tumoren, eine Struma findet man häufig. Stau, Verstopfung und Enge sind wichtige Themen, z. B. eine verstopfte Nase, Polypen in der Nase von klein auf, Asthma, Bronchitis, Eileiterentzündungen und verstopfte Herzkranzgefäße. Und wiederum eine Mahnung: Operieren Sie die Nasenpolypen nicht, diese Operation zieht chronische Bronchitis und Asthma nach sich. Polypen sind nur Ausdrucksformen des sykotischen Miasmas, welche sich an der Oberfläche abreagieren, die sykotische Glut macht ihre Stenose im Inneren, wenn die äußerlichen Ausdrucksformen entfernt werden. Auch die geschwollenen Mandeln sollten nicht unnötig operiert werden, es soll eine homöopathische Konstitutionsbehandlung erfolgen, welche das Miasma schichtweise abträgt.

Mehrere Fehlgeburten, Lupus erythematodes, Hepatitis-B, schwere Anaemien, Prostataleiden, Blasensenkung, Kinderlosigkeit, Fisteln, Eierstockerkrankungen, Zysten und Verstopfung, wobei der Stuhl heraustritt und wieder zurück schlüpft, dies sind Themen des sykotischen Miasmas. Das Kurzzeitgedächtnis ist schlecht, die Alzheimer Krankheit kommt vor, bei Kindern oft Impfschäden, hauptsächlich nach Keuchhustenimpfung.

Sykotische Menschen sind oft korpulent und leiden an Zellulitis und Narbenkeloiden. Auch Krebs ist ein Thema des sykotischen Miasmas. Es handelt sich stets um langsam wachsende Krebse. Diese Menschen sollen über Jahre homöopathisch konstitutionell begleitet werden, auch die Nosode Medorrhinum sollte Einsatz finden, so wird die miasmatische Glut teilweise erstickt und das Miasma Schicht für Schicht abgetragen. Ganz ausrotten kann man es nicht.

Die Nosode sollte in der Potenz D1000 bzw. D200 verabreicht werden, je nach Konstitution, eine Wiederholung der Arznei Medorrhinum D1000 erfolgt frühestens nach 6 Monaten, D200 kann man nach 6 Wochen erneut geben.

Wenn bei diesen Menschen Kinderwunsch besteht, sollten sie zuerst konstitutionell behandelt werden, danach können sie gesunde Kinder zeugen.

## Das syphilitische Miasma – die Syphilis

Menschen, bei denen in ihrer eigenen Anamnese oder bei deren Vorfahren eine Syphilis unterdrückt wurde, sind von diesem Miasma belastet. Solche Patienten tragen sehr schwer an ihrem Erbe. Sie sind unordentlich, ungeordnet im Wesen, chaotisch, äußerst aggressiv, brutal, gefährlich, insgesamt zerstörerisch und oft kriminell.

Als Kinder kommen sie häufig mit Fehlbildungen auf die Welt: Ein Finger fehlt, ein Auge zu wenig, ein Loch im Herzen, Spina bifida, von Geburt an taub oder blind, dies sind die Themen vom syphilitischen Miasma. Später neigen diese Kinder zu Rachitis, sie haben lange Zeit gar keine Haare und später nur einen spärlichen Haarwuchs. Die Kinder haben von klein auf Runzeln im Gesicht, der ganze Körper ist manchmal behaart, die Organe entwickeln sich oftmals nicht gut, der Uterus bleibt z. B. sehr klein. Die Kinder sind oftmals lernschwach, Mathematik ist stets das schwächste Fach. Im Schlaf werfen diese Kinder den Kopf hin und her. Sie können nicht geordnet spielen und sind sehr introvertiert, impulsiv und aggressiv. Das Gedächtnis ist sowohl bei den Kindern als auch bei den Erwachsenen schlecht.

Syphilitische Patienten leiden im Erwachsenenalter oft an einer Sucht und nicht selten an mehreren Süchten. Sie sind bösartig, aggressiv und oftmals kriminell. Ihre Brutalität lässt sie schlagen, morden, und sie zeigen keine Reue. Sie sagen, sie würden es jederzeit wieder tun. Sie sind bei der Polizei bestens bekannt, sie sind Wiederholungstäter. Der Intellekt ist nicht sehr ausgebildet, das Gedächtnis oftmals schlecht. Probleme in Haus und Hof, technische Probleme müssen die anderen Familienmitglieder lösen.

Solche Patienten sind meist Eigenbrödler und leben für ihre Sucht oder ihre Süchte. Alkohol, Drogen, Chaos und sozialer Ruin sind Themen vom syphilitischen Miasma. Wenn körperliche Krankheiten ausbrechen, dann erscheinen diese ganz plötzlich, aus heiterem Himmel, und verlaufen oft tödlich. Dieses Miasma ist destruktiv. Krebs, Leukämien – besonders akute –, MS, Osteoporose, Morbus Alzheimer, plötzliche Erblindung auf Grund einer Netzhautdegeneration und plötzlicher Magendurchbruch auf Grund eines aggressiven Ulcus ventuculi sind Erkrankungen des syphilitischen Miasmas. All die oben genannten Krankheiten verlaufen aggressiv und destruktiv, die Organe gehen schnell kaputt. Nach Sonnenuntergang, nachts, sind die Symptome und Schmerzen am schlimmsten. Patienten, die heute noch normale Kreatinin Werte haben, sind innerhalb von 3 Monaten an der Dialyse. Die Krankheiten beim sykotischen Miasma schreiten dagegen langsam vorwärts.

Ein weiteres Thema sind unstillbare Blutungen wie Nasenbluten, klimakterische Blutungen und blutende Geschwüre. Patienten mit Belastung durch unterdrückte Syphilis bekommen AIDS, immer wieder Herpes und Warzen, welche behaart sind. Der Kopf dieser Patienten ist oft auffällig groß, auch die Ohren, die Nase dagegen flach, man spricht von einer Sattelnase.

Junge Menschen sehen oftmals schon aus wie Greise. Sie haben eine graue Gesichtsfarbe und schwarze Zähne. Sie sind früh senil, der häufig vorkommende Alzheimer schreitet schnell voran, die Lebensdauer ist oft nicht sehr lang. Die Nosode Syphilinum findet unter anderem hier ihren Einsatz, die Potenz (Hochpotenzen) D1000 und D200 richtet sich nach der Konstitution und der Erkrankung des Patienten. Und zum Schluss nochmals ein allgemeiner Warnhinweis: Nehmen Sie dem Patienten die äußerlichen Symptome, wie z. B. seine Warzen, seine Blutungen, seine Herpesneigung, nicht unnötig weg, damit dieser Patient auf der tieferen Ebene nicht noch kränker wird. Krank auf der tieferen Ebene bedeutet beim syphilitischen Miasma akute Leukämie, schnell fortschreitender Krebs, plötzliche Erblindung etc.

## Das tuberkulinische Miasma – oder die Tuberkulinie bzw. Pseudo-Psora

Dies ist kein Miasma, welches von Hahnemann entdeckt wurde, allerdings setzt es sich aus dem psorischen und dem syphilitischen Miasma zusammen. Insofern geht es doch auf Hahnemann zurück.

Tuberkulinische Menschen erkennt man oft schon an ihrem Äußeren. Sie sind meist groß, ihre Haltung ist vornüber geneigt, die Schultern hängen. Sie sind sehr dünne und haben häufig ganz feines seidiges Haar. Manchmal fällt auch ihre Heiserkeit und ihr Räusperzwang auf. Tuberkulinische Kinder neigen zu Rachitis, eine Trichterbrust fällt auf. Nach Impfungen kommen gerne geistige Behinderungen vor, hauptsächlich nach der Pertussis-Impfung.

Die Kinder fallen auf, weil sie gerne Sand, Papier und Steine essen wollen, auch für Salz und Milch haben sie eine Vorliebe. Bei Vollmond sind sie unausstehlich. Die Kinder tanzen und pfeifen gerne, sie sind meist auch intelligent. Otitis medie ist eine häufig vorkommende Krankheit. Kurzsichtigkeit ist ein weiteres Thema. Jugendliche in der Pubertät tragen oft schon eine auffallend dicke Brille und die Sehschwäche nimmt immer weiter zu.

Im Erwachsenenalter fällt die Unruhe und Nervosität auf. Zugbegleiter ist ein prima Beruf für solche Menschen, das Hin und Her dämpft ihre Unruhe etwas. Sie fahren sehr gerne weit weg, ihr vegetatives Nervensystem läßt diese Menschen sehr empfindlich gegen Witterungseinflüsse sein, die Angst vor Gewitter ist groß geschrieben. Diese Menschen sind oftmals sehr liebenswürdig, sie sind sehr gewinnend, ziehen andere in ihren Bann. Dies ist die eine Seite.

Aber da nicht nur die Psora ihr Feuer entfacht, sondern auch das syphilitische Miasma wütet, können diese Menschen auch böse und destruktiv und brutal sein, sie sind aber klug dabei. Es macht ihnen nichts aus, mit den Familienmitgliedern in Streit zu leben. Müdigkeit ist bei ihnen vorrangig, aber die Unstetigkeit, die Rastlosigkeit, ist noch größer. Ruhepausen gibt es nicht allzu viele. Das Hin und Her geht immer weiter. Diese Ruhelosigkeit äußert sich auf der Haut oft als Juckreiz. Dies erinnert wieder ans psorische Miasma. Zwanghaftigkeit kommt vor, Empfindlichkeit gegenüber vielen Strahlen, Erdstrahlen und auch Strahlen aller Geräte wie Mikrowelle, Fernseher, Uhren, Handys usw. Kälte vertragen sie nicht gut.

Junge Mädchen bekommen schon im Alter von 9–11 Jahren ihre Menses, oft jedesmal mit starken Schmerzen verbunden. Kinder und Erwachsene haben einen sehr guten Appetit, sind aber trotzdem schlank.

Unzufriedenheit ist noch ein Thema, und eine Vorliebe für Wein ist auffallend, es gibt aber keine Sucht wie beim sykotischen oder syphilitischen Miasma. Es sind tüchtige, intelligente Menschen, auch gute Geschäftsleute.

Auch bei diesen Patienten wechseln sich Ekzeme und Atemwegserkrankungen oft ab, je nach Immunlage. Blutungen sind häufig Klagen von diesen Patienten, Nasenbluten fällt auch schon bei Kindern auf. Rote Wangen werden häufig beobachtet. Über Wachstumsschmerzen in den Knochen wird immer wieder geklagt.

Und zum Schluß wieder eine Bitte: Unterdrücken Sie auch bei diesem Miasma keine äußeren Symptome, die miasmatische Glut wird umso stärker und das Feuer nur noch wilder. Setzen Sie die Nosode Tuberkulinum Koch, Tuberculinum bovinum, Tuberculinum avis, Tuberculinum Burnett, Tuberculinum Residuum, Tuberculinum Marmorec oder Tuberculinum Denys ein, je nach AMB. Feine Unterschiede finden sich. Ein guter Homöopath findet die richtige Nosode.

Auch bei den sanum Arzneimitteln findet man solche, die das tuberkulinische Miasma teilweise auszurotten vermögen, z. B. nigersan, Wirkstoff: Aspergillus niger, Latensin, Wirkstoff: Bacillus cereus, Utilin-S, Wirkstoff: Mycobacterium phlei, Bovisan, Wirkstoff: Mycobacterium bovis, und sanukehl myc., Wirkstoff: Mycobacterium bovis.

Die konstitutionelle Behandlung ist natürlich die Grundlage, und damit die Beschwerden trotz sorgfältig ausgewählter Typenmittel nicht immer wieder auftreten, dafür wird zusätzlich die Nosode gegeben.

# 7. Weitere naturheilkundliche Therapien

Wenn die Patientin wegen ihrer Wechseljahrbeschwerden noch keinerlei Arznei genommen hat und eine homöopathische Therapie nicht wünscht oder keinen geeigneten Homöopathen findet, dann rate ich, mit der sanum-Therapie zu beginnen, und zwar 6 Wochen lang täglich 4 Tropfen Mucedokehl D5 suprapubisch (über dem Schambein) einzureiben und zusätzlich 4 Tropfen oral anzuwenden.

Gleichzeitig werden täglich 3x 60 Tropfen (1 TL) sanuvis auf die Zunge gegeben. Ebenso werden Hormeel Tabletten und Klimakt-Heel im täglichen Wechsel 6 Wochen lang gelutscht.

Nach 6 Wochen wird die Therapie mit Klimaktoplant und Horvitrigon forte Tropfen weitere 6 Wochen fortgesetzt. Beide Arzneien werden täglich nach Anweisung eingenommen.

Bei ganz starken Schweißen, die nicht in den Griff zu kriegen sind, empfehle ich Jaborandi D6 in der 1. Woche 5x 1 Tablette täglich, später 4x 1. Auch Horvityl Tropfen können Einsatz finden, diese werden nach Anweisung eingenommen.

Die Natur hält weitere Alternativen für die Wechseljahre bereit, die sanft wirken. Es ist z. B. **Cimicifuga**, als Cimicifuga Ptk. im Handel, es handelt sich um die Traubensilberkerze, welche bei Unruhe, depressiven Stimmungslagen, Hitzegefühl und Schweißausbrüchen hilft. Auch Schlafstörungen werden positiv beeinflußt.

**Hypericum perforatum** – Johanniskraut – hilft bei leichten Depressionen, Unruhezuständen und Schweißausbrüchen. Es ist im Handel als Sweatosan in Form von überzogenen Tabletten.

Unbedingt erwähnenswert ist **Salvia officinalis** (Salbei). Dies wirkt gegen Hitzewallungen und Schweißausbrüche. Schweißdrüsen werden in ihrer Produktion gehemmt. Salbei kann als Tee oder als ätherisches Öl angewandt werden.

**Agnus castus** – Mönchspfeffer – hilft beim PMS (prämenstruelles Syndrom). Diese Beschwerden kommen oftmals zu Beginn der Wechseljahre vor. Es handelt sich dabei um Wassereinlagerungen, Spannungsgefühl in der Brust und um depressive Stimmungslagen.

Eine weitere Hilfe bietet die **Eigenurintherapie**. Es werden täglich 1x nach einer Hitzewallung 1ml Urin entnommen und i.m. gespritzt. Bei Besserung wird über Wochen nur noch 1x/Woche 1 ml injiziert. Zusätzlich wird von Anfang an Urin getrunken, und zwar 1 Becher voll vom Morgenurin. Eiweißfasten nicht vergessen!

Die **Eigenbluttherapie** ist auch zur Umstimmung geeignet. F. Hoff bezeichnet die Eigenbluttherapie als „Stoß ins vegetative System". Sie bewirkt nach F. Hoff eine tiefgreifende Veränderung der Reaktionslage im Organismus, die „Vorgänge der vegetativen Gesamtumschaltung" wurden von F. Hoff genauestens untersucht. Ich selbst habe keine Erfahrung mit Eigenblutinjektionen bei klimakterischen Beschwerden. Bei sonstigen vegetativen Beschwerden habe ich gute Erfolge verzeichnen können.

Sowohl dem Eigenurin als auch dem Eigenblut kann man die passenden Arzneien in Ampullen-Form beimischen, z. B. Cimicifuga-Injeel, Aurum-Injeel, Conium-Injeel usw. Es empfiehlt sich, je nach AMB, möglichst Einzelpräparate und keine Kombinationsmittel wegen der möglichen Unterdrückung der Beschwerden einzusetzen.

# 8. Die Bachblütentherapie

Bachblüten sind sowohl zur Vorbeugung als auch zur Behandlung von Krankheiten geeignet. Die Bachblütentherapie geht auf Dr. Bach zurück, der von 1886–1936 lebte. Es ist eine sehr milde, nebenwirkungsfreie Behandlung. Sie erfasst psychische und körperlich Störungen, welche meist, besonders in den Wechseljahren, zusammenhängen. Dr. Bach erkannte, dass körperliche Symptome ihre Wurzeln stets in psychischen Störungen haben; die körperliche Erkrankung ist nur Folge von seelischen Verletzungen.

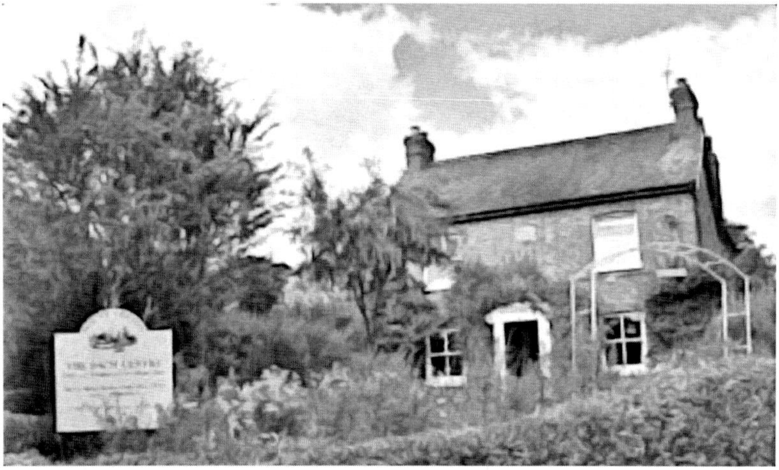

© Wikipedia. Haus von Dr. Edward Bach in Sotwell, England (in der Nähe von Oxford).

Es gibt 38 Bach-Mittel (s. Anhang S. 150), jedes passt auf bestimmte psychische Merkmale, auf individuelle Charaktereigenschaften. Die körperlichen Beschwerden sind nur Folgezustände. 36 Bach-Mittel werden aus Blüten hergestellt, deshalb spricht man allgemein von Bachblüten, 2 Mittel werden nicht aus Blüten, sondern von Knospen und einem Wasser aus einer Heilquelle hergestellt. Es handelt sich um Chestnut Bud und Rock Water.

Die Bachblütentherapie lässt sich sehr gut mit anderen Naturheilverfahren, auch mit der Homöopathie, kombinieren. Als alleinige Behandlungsmethode ist die Bachblütentherapie besonders zur Vorbeugung von Krankheiten geeignet.

## Herstellung

Die Herstellung der Bachblüten erfolgt nach 2 Verfahren, einmal nach der Sonnen-Methode, zum anderen nach der Koch-Methode.

### Sonnen-Methode

Die voll entfalteten Blüten werden an einem sonnigen Tag vor 9 Uhr morgens gepflückt und in eine mit Quellwasser gefüllte Glasschüssel gelegt. Nach ca. 3 Stunden Sonneneinwirkung werden die Blüten entfernt, das Wasser in der Schüssel wird mit der gleichen Menge 40%-igem Alkohol konserviert. Später wird diese Mischung im Verhältnis 1:240 verdünnt.

Diese Verdünnung ist dann in den Apotheken als Stock Bottle erhältlich.

### Koch-Methode

Blüten, die nicht nach der Sonnen-Methode hergestellt werden, werden ebenfalls vor 9 Uhr an einem sonnigen Tag gepflückt. Ein emaillierter Topf wird mit diesen zu 3/4 gefüllt und mit 1 ltr. Quellwasser übergossen. Danach lässt man diese Zubereitung 1/2 Stunde sieden. Nach Abkühlung und Filtration wird diese im Verhältnis 1:1 mit 40%-igem Alkohol versetzt und nochmals im Verhältnis 1:240 verdünnt.

Die Einnahme der Bachblüten erfolgt durch die Direkt-Einnahme oder durch Vermengen mit Wasser in einem Glas und schluckweisem Trinken. In den meisten Fällen aber werden verdünnte Mischungen (in einem Einnahmefläschchen) angewandt.

Direkt-Einnahme: die Mittel werden direkt aus der Stock Bottle tropfenweise auf die Zunge gegeben. Meist reicht 1 Tropfen 2x/Tag aus, in Notsituationen kann man bis zur Besserung 1 Tropfen jede Stunde geben, danach seltener.

Wasserglasmethode: man gibt meist 2 Tropfen auf ein Glas Wasser (Quellwasser oder abgekühltes, abgekochtes Wasser), danach trinkt man dieses Glas schluckweise aus, indem man die Lösung möglichst lange im Mund behält. Es werden zu Beginn etwa halbstündlich ein Schluck getrunken, später seltener, über den Tag verteilt, bis das Glas geleert ist.

Einnahme-Fläschchen: man kauft in der Apotheke 30 ml Fläschchen mit Pipette. Man gibt auf 10 ml abgekochtes Wasser (oder Quellwasser) je 1 Tropfen der entsprechend ausgesuchten Bach-Blüten aus der Stock Bottle. Das Fläschchen wird zu 2/3 mit Wasser gefüllt, das letzte Drittel wird mit Schnaps, oder bei Alkoholunverträglichkeit mit Apfelessig, aufgefüllt.

Das dient der Haltbarmachung. Aus diesem Einnahme-Fläschchen werden täglich meist 3–4x 4 Tropfen eingenommen oder auf das zu beeinflussende Chakra eingerieben. Die Dosis variiert je nach Beschwerdebild und Konstitution. Wenn die Bachblüten eingerieben und über die Haut vom Körper aufgenommen wurden, waren die Erfolge in meiner Praxis am besten.

Rescue Tropfen: beim sogenannten Notfallmittel wird anders dosiert. Man gibt in kritischen Situationen 2–3x alle 10 Min 2 Tropfen direkt auf die Zunge oder die Unterlippe, bei Bedarf stündlich weiterhin. Auf die schmerzenden Stellen empfiehlt es sich die Tropfen einzureiben. Bei Herzklopfen hilft das Einreiben über der Herzgegen sehr gut. Jedes Schwachorgan wird durch das Einmassieren der Notfalltropfen gestärkt.

Hier nun einzelne Blüten, welche für bestimmte Wechseljahrprobleme geeignet sind:

- **Walnut** – die Walnuss – ist ein Mittel gegen Beschwerden bei Umstellungen, Neubeginn, Übergangsphasen. Sie hilft Veränderungen im Leben zu meistern, erleichtert jeden Neubeginn, jede tiefgreifende Umstellung, gleichgültig ob es eine hormonelle Umstellung, ein Umzug, eine berufliche Veränderung oder z. B. eine Pensionierung ist. In der Schwangerschaft, in der Pubertät und im Klimakterium handelt es sich um hormonell ausgelöste Beschwerden. Die Menschen sind oft verunsichert, haben Angst, sogenannte Schwellenangst, vor der neuen Situation, sind überempfindlich, unsicher und leiden unter einer Selbstbehauptungsschwäche. Kurz: die Blüte Walnut gibt Stabilität, welche in den Wechseljahren besonders nötig ist. Man kann das Alte loslassen und ist nicht mehr dem Neuen, dem Umbruch gegenüber verunsichert. Das alte Selbstvertrauen wird wieder zurück gewonnen. Bei Hitzewallungen habe ich diese Blüte sehr gerne mit Erfolg eingesetzt.

- **Larch** – die Lärche – ist oft das Ergänzungsmittel zu Walnut; es handelt sich dabei um Persönlichkeiten, die im Klimakterium unter mangelndem Selbstvertrauen bzw. Minderwertigkeitsgefühlen leiden. Die Menschen werden selbstsicherer. Nach Götz Blome, einem bekannten Bachblütentherapeuten, von dem ich viel gelernt habe, baut Larch der Osteoporose in den Wechseljahren vor. Diese Blüte wird auch allgemein gegen Wirbelsäulenerkrankungen eingesetzt. Auch bei Libidoverlust im Klimakterium hat sich diese Blüte bewährt. Damit habe ich Männern bei Potenzproblemen oftmals helfen können. Minderwertigkeitsprobleme verschwinden, die Angst zu versagen ebenso, auch die Mutloskeit. Wenn ein Patient mit Larch behandelt wird, wird er wieder mutiger, kann sich besser entscheiden und zweifelt nicht mehr am Erfolg. Es ist eine gute Arznei für die Pubertät und das Klimakterium.

- **Cherry Plum** – die Kirschpflaume – hilft bei Hitzewallungen, wenn diese Blüte auf den Charakter der Patientin passt. Es handelt sich um Personen, die unter großem seelischen Druck stehen, die kurz vor dem Durchdrehen sind. Sie verlieren manchmal die Kontrolle über sich und explodieren im falschen Moment. Durch den Überdruck der Gefühle sind diese Menschen oft krank geworden. Im Klimakterium sind Schlaflosigkeit und Hitzewallungen die Folge, auch Herzklopfen. Wenn diese Personen dann Cherry Plum bekommen, werden sie ausgeglichener und ruhiger. Sie haben nicht mehr das Gefühl, Dampf ablassen zu müssen. Kurz gesagt: Cherry Plum gibt ihnen Stabilität und Ruhe.

- **Impatiens** – das drüsentragende Springkraut – hilft sehr gut bei Nervosität, Herzklopfen, unregelmäßigem Puls, Bluthochdruck und Schlafstörungen im Klimakterium. Es passt auf Menschen, die sprunghaft, unruhig, unausgeglichen, hektisch und ungeduldig sind. Es geht ihnen alles nicht schnell genug. Sie sind immer in Eile. Diese Menschen können nicht gut mit anderen zusammen arbeiten. Kinder sind meist hperaktiv, wenn sie diese Blüte benötigen. Wenn die Patienten Impatiens bekommen, werden sie ruhiger, geduldiger, ihre Körperbewegungen werden langsamer. Die klimakterischen Beschwerden lassen nach.

- **Rescue Remedy** – Notfallmittel genannt – findet eigentlich bei allen Erkrankungen und sehr vielen Lebenssituationen Einsatz. Im Notfallmittel, von Dr. Bach selbst zusammen gestellt, ist Rock Rose, Star of Bethlehem, Impatiens, Clematis und Cherry Plum enthalten. Bei Herzklopfen, hohem Blutdruck, Hitzewallungen, ist Rescue Remedy sehr gut geeignet. Diese Arznei findet im täglichen Leben bei allen Krankheiten, Notfällen, bei Schreck und Kummer, bei drohenden unangenehmen Terminen wie Prüfungen, Zahnarztbesuch, Gerichtsterminen etc. Einsatz. Man gibt bei oben genannten Beschwerden in den Wechseljahren zusätzlich zu den konstitutionellen Bachblüten etwa 3x im Abstand von 10 Minuten 2 Tropfen Rescue auf die Zunge oder noch besser, man reibt diese Tropfen über der Herzgegend ein, wenn es sich um Herzklopfen und Pulsunregelmäßigkeiten handelt. Wenn es sich um eine Blutdruckkrise handelt, massiert man die Tropfen über der rechten und linken Schläfe ein, insgesamt 4 Tropfen, bei Hitzewallungen und Unruhe über dem Halschakra zwischen den beiden Schlüsselbeinen und bei Schlafstörungen über den Schläfen. Wenn man nachts aufwacht, kann man den Vorgang wiederholen.

Manchmal reichen die Rescue Tropfen bei einer Blutdruckkrise nicht aus, dann empfiehlt sich, 2x im Abstand von 10 Minuten 10–15 Tropfen Glonoinum D3 auf die Zunge zu geben. Die Dosierung richtet sich nach der Höhe des Blutdrucks und nach der Konstitution.
Kurz gesagt: Ein Fläschchen Rescue Remedy sollte man immer mit sich tragen, besonders im Klimakterium, bei allen Ausflügen, Wanderungen und sonstigen Anlässen.

# 9. Operationen (Entfernung der Gebärmutter bzw. der Eierstöcke) – die allerletzte Waffe

## Hysterektomie

Hysterektomien werden leider viel zu häufig durchgeführt. Man muss nicht bei jeder Gebärmuttersenkung, bei jeder stärkeren Blutung oder bei jedem Myom eine Entfernung der Gebärmutter vornehmen. Auch eine Endometriose zwingt nicht immer zur Hysterektomie. Auf der einen Seite werden Hysterktomien wegen hormoneller Probleme vorgenommen, andererseits ziehen solche Operationen auch Hormonstörungen nach sich. Meist wird die Gebärmutter und der Gebärmutterhals entfernt, was wir Hysterektomie nennen, oftmals werden vorbeugend auch noch die Eierstöcke und Eileiter entfernt, diese Operation trägt dann den Namen Salpingoophorektomie und bringt massive hormonelle Probleme mit sich.

Bei Gebärmutterkrebs oder Eierstockkrebs ist die Operation natürlich das Mittel der Wahl. Bei den oben genannten Krankheiten sollte man es erst mal homöopathisch versuchen. Bei Patientinnen, bei denen keine Operation, vor allem keine Hysterektomie vorgenommen wurde, half jede homöopathische Behandlung schneller und tiefgreifender als bei Frauen mit Zustand nach Gebärmutterentfernung.

Bei Myomen kommen homöopathisch folgende Arzneien zum Einsatz, natürlich je nach AMB: Calcium fluoratum, Aurum metallicum, Conium und Platinum metallicum.

- **Calcium fluoratum:** Diese Arznei passt für Menschen, die unter steinharten Knoten leiden, in den Brüsten, in der Schilddrüse oder Gebärmutter. Calcium fluoratum ist ein starkes Gewebemittel. Menschen, die Calcium fluoratum benötigen, sind oftmals depressiv. Sie leiden unter Varizen, oft auch unter einem Aneurysma. Chronische Lumbalgien kommen in der Anamnese vor. Männer klagen oft über verhärtete Hoden.

- **Aurum metallicum:** Diese Arznei hat auch eine starke Wirkung auf Drüsen. Es gehört zu den syphilitischen Mitteln und hilft bei Depressionen gut. Selbstmordneigung, hoher Blutdruck, Arteriosklerose und nächtliche Knochenschmerzen sind zentrale Themen von Aurum metallicum. Uterusprolaps, Myome der Gebärmutter, chronische Verhärtung der Hoden kommen oftmals vor. Auch das Herz ist ein wichtiges Organ bei Aurum metallicum.

- **Conium maculatum** – gefleckter Schierling: Auch dieses Mittel wirkt auf das Drüsensystem. Bei Verhärtungen und kanzerösen Zuständen wird es eingesetzt, bei Männern mit Hodenverhärtungen und Hodenvergrößerungen. Aufsteigende Lähmungen, Schwäche, Zittern und Schwindel alter Leute sind wichtige Themen von Conium maculatum.

- **Platinum metallicum:** Dies passt auf stolze, überhebliche, eiskalte Persönlichkeiten, welche auf andere herunter schauen. Sie leiden an Selbstüberschätzung und sind in der Lage, andere zu töten. Bei Krankheiten, die mit Lähmungen verbunden sind, habe ich es mit Erfolg eingesetzt.

- Gehen die Myome mit starken Blutungen einher, dann kommt zum einen Lachesis, zum anderen Phosphorus in Frage:

  **Lachesis muta** – die Buschmeisterschlange – hat eine große Affinität zum Gefäßsystem. Es paßt auf Menschen, die eine große Redelust auszeichnet. Diesen Patienten geht es am frühen Morgen nicht gut, ihre Beschwerden haben zu diesem Zeitpunkt ihren Höhepunkt. Dafür können solche Persönlichkeiten bis tief in die Nacht hinein arbeiten und zwar über lange Zeit. Sie sind äußerst leistungsfähig und brauchen nicht viel Schlaf. Ihr

Blut ist meist zähflüssig, dick, die Patienten neigen zu Blutungen und Sepsis. Wenn Myomblutungen entstehen, dann ist das Blut dunkelrot, oftmals sogar schwarz (bei Phosphorus Patientinnen dagegen hellrot). Weitere Merkmale der Lachesis-Typen sind bläuliche bzw. purpurfarbene Wangen. Diese Farbe fällt auch bei Wundrändern, Furunkeln und Ulcera auf. Man beobachtet manchmal richtig schwarze Ränder.
Ein weiteres Merkmal ist im Gefäßsystem zu beobachten. Lachesis Patienten vertragen heiße Bäder schlecht, ebenso heiße Getränke. Sie leiden unter Herzklopfen, unregelmäßigem Puls, Hitzewallungen, Zyanose und Schwächeanfällen. Das eingedickte, zähflüssige Blut und die Schwäche im Herz-Kreislaufsystem führen nicht selten zu Thrombosen, Herzinfarkt und Schlaganfall. Auch Sepsis und variköse Ulcera sind nicht selten. Bei Blutungen in den Wechseljahren, wenn Myome vorliegen, verabreichte ich es in der Verdünnung D6, 3x/Tag.

**Phosphorus:** Phosphor in nicht homöopathischer Zubereitung verursacht Blutungen. Phosphorus wird in den Wechseljahren bei hellroten Blutungen eingesetzt, wenn es auch sonst auf die Person passt. Der Hauptangriffspunkt sind die kleinen Gefäße. Es findet seine Anwendung bei Thrombosen der Netzhautgefäße, bei Nasenbluten und Zahnfleischbluten. Blutiger Urin wird bei Phosphorus-Patienten beobachtet. Phosphorus verursacht eine Degeneration der Blutgefäße. Allgemein passt es auf große, schlanke, vornüber geneigte Personen, die oftmals nervös und geschwächt sind. Dünnes, seidiges Haar fällt auf. Die Haut erscheint durchsichtig. Abmagerung ist ein Thema. Phosphorus-Patienten klagen viel über Herzbeschwerden.

## Myomektomie

Eine weitere Möglichkeit ist die Myomektomie, die Entfernung des Myoms ohne die Entfernung der Gebärmutter.

Auch bei Gebärmuttersenkung ist nicht immer gleich eine Entfernung der Gebärmutter angezeigt. Die Organe im Unterleib können operativ gestützt werden oder auch homöopathisch behandelt werden. Meist eingesetzte Arzneien sind Causticum, Lilium tigrinum, Sepia und Silicea.

- **Causticum:** Chronisch rheumatische Beschwerden, paralytische Beschwerden, Schwäche, Heiserkeit und Warzen sind Themen von Causticum. Patienten, die Causticum benötigen, sind meist sehr mitleidig; bei zusammengebrochenen alten Leuten mit schwindender Lebenskraft konnte ich oftmals noch einmal gut helfen. Sie erholten sich nochmals und konnten wieder Spaziergänge unternehmen. Unwillkürlicher Harnabgang und auch eine Gebärmuttersenkung werden günstig von Causticum beeinflusst.

- **Lilium tigrinum** – Tigerlilie: Diese Arznei hat großen Einfluss auf die Beckenorgane. Gebärmuttersenkung, unwillkürlicher Harnabgang, häufiger Harndrang, ebenso häufiger Stuhldrang, ständiger Druck auf den Enddarm und das Gefühl, als ob die Beckenorgane herausfallen würden, sind die Themen von Lilium tigrinum. Die Patientin hat das Bedürfnis, die Beckenorgane äußerlich zu stützen, um einen Prolaps zu verhindern.

- **Sepia officinalis** – Tintenfisch – wurde bereits bei Wechseljahrbeschwerden besprochen (s. Seite 39).

- **Silicea** – Kieselsäure: Diese passt auf ängstliche, nervöse, schwache Personen, die leicht frieren und immer erschöpft sind. Oft leiden sie unter Verstopfung, der Stuhlgang geht nur teilweise heraus, trotz starkem Pressen, und schlüpft dann wieder zurück. Bei Eiterungen, Abszessen, Impfschäden und Neigung zu Keloiden hatte ich immer gute Erfolge. Bei chronischen Entzündungen im Unterleib, verbunden mit Gebärmuttersenkung, habe ich dem Rat von Norbert Enders gefolgt und einige Male mit der Verdünnung D6 gute Erfolge erzielt.

Bei starken Blutungen ist die Operation auch die allerletzte Waffe.

Es bieten sich wiederum in der Homöopathie Hilfe an: Ustilago maydis, Sabina millefolium, Sanguinaria, Trillium, Bovista und Erigeron.

- **Ustilago maydis** – Maisbrand: bei hellroten Blutungen; beim geringsten Anlass blutet die Patientin. Das Blut ist flüssig, zusätzlich können auch Blutklumpen vorkommen.

- **Trillium pendulum** – Liliengewächs: Dies ist ein allgemeines Blutungsmittel; Zahnfleischbluten, Blutungen nach Blutegeltherapie, Darmblutungen und Uterusblutungen profitieren von dieser Arznei. Das Blut ist klumpig, oftmals ist die Blutung von Schwäche und Kreislaufstörungen begleitet.

- **Millefolium** – Schafgarbe: Ebenso ist diese Arznei für viele Blutungen geeignet, wie z. B. Nasenbluten, Darmbluten, Uterusblutungen und Hämorrhoidenblutungen. Das Blut ist hellrot.

- **Erigeron** – kanadisches Berufskraut: Es handelt sich hierbei um starke Blutungen aus dem Uterus, der Blase oder dem Darm. Das Blut ist hellrot.

- **Sabina** – Zypressengewächs: Dieses entfaltet seine Wirkung am Uterus. Klumpige Blutungen bei der geringsten Bewegung treten auf.

- **Bovista** – Riesenbovist: Ekzeme, Kreislaufstörungen, Zwischenbluten und Blutungen in der Menopause sind Themen von Bovista.

- **Sanguinaria** wurde bereits bei Wechseljahrbeschwerden besprochen (s. Seite 40).

## Endometriose

Bei der Diagnose Endometriose habe ich keine homöopathischen Vorschläge, dagegen hatte ich Erfolge mit der sanum-Therapie. Oftmals musste aber doch operiert werden.

## sanum-Therapie

Anfänglich:

Fortakehl D5 1 Tablette, 2x/Woche 2 Wochen lang

Danach:

Mucokehl D4 1 Kapsel morgens

+ Pinikehl D4 1 Kapsel mittags

+ Nigersan D3 1 Supp. abends rektal einführen

täglich von Mo–Fr

Notakehl D4 1 Kapsel, 2x/Tag Sa + So

Diese wöchentlichen Einnahmen ungefähr 2 Monate oder länger durchführen.

Langzeittherapie: Von Anfang an, etwa 3 Monate lang,

Utilin D6

+ Latensin D6

+ Recarcin D6

in wöchentlichem Wechsel 1 Kapsel/Woche.

Die Einnahme der sanum-Bakterienpräparate Utilin, Latensin und Recarcin erfolgt auf nüchternen Magen, danach 4 Stunden nüchtern bleiben.

Das heißt: entweder mitten in der Nacht, wenn man sowieso mal aufwacht, oder anstatt eines morgendlichen Frühstücks die Präparate einnehmen; eventuell auch nach einem frühen Abendessen die Kapsel 5–6 Stunden danach schlucken, vor dem Zubettgehen.

Beschwerden, die in der Menopause oftmals eine Hysterektomie nach sich ziehen, sind Blutungen, Myome, Krebs, Vorfälle der Beckenorgane und Endometriose. Jedoch treten nach der Hysterektomie immer wieder starke klimakterische Beschwerden auf.

Werden dann außer der Gebärmutter auch noch die Eierstöcke entfernt, so ist die Zahl der möglichen Beschwerden viel größer. Wasseransammlungen, Hautalterung, Hitzeanfälle, Schlaflosigkeit, Osteoporose, Korpulenz, sexuelle Unlust und Virilisierung können vorkommen.

Kurz gesagt: Operationen – Entfernung der Gebärmutter bzw. eine Hysterektomie einschließlich der Entfernung der Eierstöcke – sind die allerletzte Waffe.

# Teil II.

# Frauenbeschwerden und Brustkrebs homöopathisch verhüten und heilen

# 10. Das prämenstruelle Syndrom – PMS

Frauen, die unter einem prämenstruellen Syndrom leiden, klagen über sehr unterschiedliche Symptome. Bis zu 14 Tage vor der zu erwartenden Regel sind diese Frauen entweder von Nervosität, Schlaflosigkeit, Stimmungsschwankungen, Unterleibskrämpfen, Ödemen, Gewichtszunahme usw. geplagt. Oder sie können unter Brustschmerzen, Brustschwellung und Kopfschmerzen leiden.

Es bieten sich zahlreiche Hilfen an:

1. Mulimen-S Fides Tabletten und Mulimen-S Tropfenmischung
   Diese Arznei wird über einen ganzen Zyklus durch genommen und eventuell wiederholt. Es handelt sich um eine Mischung aus verschiedenen Einzelhomöopathika.

2. Agnus castus Ptk Tropfen
   nach Anweisung einnehmen und bei Krämpfen im Unterleib Spascupreel Suppositorien.

3. Hormeel Tropfen
   Diese Tropfen werden über den ganzen Zyklus eingenommen (und bei Bedarf); bei Schmerzen oder Unterleibskrämpfen Spascupreel Suppositorien.

4. Phönix Cimicifuga spag Tropfen
   und Spascupreel Suppositorien bei Schmerzen oder Unterleibskrämpfen.

5. Aus dem Horvi-Enzymed-Rezeptierbuch:
   Injektionen:
   Horvi-Enzym-Horvitrigon forte
   + Horvi-Enzym-Crotalus forte

MO, MI, FR je 2 ml gleichzeitig, getrennt i.m. oder tief s.c. spritzen.

Orale Medikation:
Horvi-Enzym-Psy 4 comp 1
3x/Tag je 8 Tropfen vor dem Essen auf der Zunge zergehen lassen.
Horvi-Enzym-Horvitrigon forte liq.

Dies waren Komplexmittel, Mischungen verschiedener homöopathischer Arzneien. Oftmals führen diese Arzneien zum Erfolg. Die Patientinnen sind sehr froh über die Hilfe. Aber oftmals versagen die Komplexmittel. Man muss das homöopathische Einzelmittel, was auf die Konstitution und den Typ der Patientin passt, suchen.

Bei Kopfschmerzen vor der Periode kommt Pulsatilla, Gelsemium, Belladonna, Calcium carbonicum und Cimicifuga je nach Arzneimittelbild in Frage.

Bei Brustschwellung kommt Lac caninum, Bryonia und Conium maculatum in Frage. Das Arzneimittelbild entscheidet.

Bei Stimmungsschwankungen muss man an Cimicifuga, Pulsatilla, Aurum und Lycopodium denken. Das Arzneimittelbild entscheidet auch hier wieder.

Bei Brustschmerzen denke ich an zwei Arzneien: Phytolacca und Lilium tigrinum.

Bei Ödemen kommt Natrium muriaticum, Apis mellifica und Arsenicum album zum Einsatz.

# 11. Vaginalmykose

Ich hatte in meiner fast 50-jährigen ärztlichen Tätigkeit die besten Erfolge mit einer Kombination aus sanum-Präparaten und homöopathischen Nosoden.

Zunächst erfolgt die Behandlung mit einer lokalen Therapie, d. h. Ozon-Salbe (Firma Kastner Laborbedarf, ☎ 07222-53005) wird 2x/-Tag mittels Wattebausch oder Finger in die Scheide eingeführt – es brennt kurz, aber die Wirkung ist hervorragend.

Zusätzlich werden 3x/Tag 10 Tropfen von folgender Mischung lokal eingeführt:

Rp. Albicansan D5 Tropfen

\+ sanuvis D2 Tropfen

\+ Pefrakehl D5 Tropfen āā ad 60,0

Die orale Medikation erfolgt folgendermaßen, es handelt sich um eine Nosodentherapie:

Mykotischer Fluor D30

\+ Clamydien D30

\+ Vaginitis Nos D30

\+ Kohlhernie D30

Im Abstand von 1 Woche werden jeweils 5 Globuli gelutscht. Diese Kur kann eventuell bei Bedarf nach 8 Wochen etwa nochmals wiederholt werden.

Sollte sich der Erfolg wider Erwarten nicht zur Zufriedenheit einstellen, sollte man folgende Anwendung nicht auslassen:

Harn getränkte Tampons mit frisch gelassenem Urin werden in die Scheide eingeführt, 2x/Tag. Zusätzlich wird 1x/Tag abends 1 Suppositorium Albicansan rektal eingeführt.

Die orale Medikation erfolgt so:

Von den Schleimhauttropfen nach Dr. Konrad Werthmann, Salzburg, werden 2x/Tag 10 Tropfen eingenommen.

Rp. 2 Amp. Mucosa comp. Heel 4 ml

+ 2 Amp. Coenzyme comp. Heel 4 ml

+ 2 Amp. Ubichinon comp. Heel 4 ml

+ 1 Amp. sanukehl myc 1 ml

+ 1 Amp. sanukehl cand 1 ml

+ Galium Heel Tropfen 30 ml

Total = 44 ml

Misce, fiat guttures, 2x 10 Tropfen/Tag

Die Vaginalmykose ist oftmals sehr hartnäckig. Diese kann durch Umwelteinflüsse oder Antibiotika hervorgerufen werden, das Immunsystem ist auf jeden Fall geschwächt. Eine weitere Möglichkeit wäre in sehr hartnäckigen Fällen in täglichem Wechsel und außerdem im Wechsel rektal und vaginal je 1 Suppositorium Albicansan einzuführen (siehe Schema).

1. Tag 1 Supp. rektal

2. Tag 1 Supp. vaginal

3. Tag 1 Supp. rektal

4. Tag 1 Supp. vaginal

5. Tag und wieder von vorne und fortlaufend

Außerdem kann man Spülungen mit konzentriertem Harn durchführen. Man nimmt eine Plastikspritze à 20 ml, füllt diese mit Harn, bringt an dem Konus ein Stück Infusionsschlauch an und spült 3x/-Tag die Vagina; zusätzlich über Nacht Tampons einführen.

Bei einem stark geschwächten Immunsystem kann man noch eine Eigenbluttherapie einsetzen. Wenn der Befund chronisch geworden ist, spritzt man 5–10x, 2x/Woche zuerst 0,5 ml Blut i.m., bei der 2. Sitzung 1,0 ml Blut, dann 1,5 ml und zum Schluss 2 ml, dann wird die Menge nicht mehr gesteigert.

Bei hoch sensiblen, alten, labilen Patientinnen wird zunächst 0,2 ml, anschließend 0,5 ml, dann 0,8 ml, bei der nächsten Sitzung 1,0 ml und zum Schluss 1,5 ml reinjiziert. Es wird nicht mehr weiter gesteigert und bei Besserung hört man auf.

Durch das applizierte Eigenblut wird der Reiz gesetzt, der Körper antwortet durch Aktivierung seiner Selbstheilungskräfte. Die Abwehrlage wird verbessert. Die Eigenbluttherapie ist gut mit anderen Naturheilverfahren kombinierbar.

Man kann selbstverständlich dem Eigenblut jedes mal eine Ampulle Echinacea comp. SN zufügen. Echinacea regt die Abwehr an.

Und als letzte Waffe möchte ich nicht vergessen, Borax zu erwähnen, es wird als D3 Verdünnung in Tropfenform über längere Zeit eingenommen, mit durchschlagendem Erfolg.

Die Nosode Medorrhinum wird zusätzlich verabreicht, in der Verdünnung D200 – D1000 je nach Konstitution.

Und die Diät nach Dr. Konrad Werthmann (Kapitel 19 ab Seite 143) muss über längere Zeit (ca. 3 Monate) eingehalten werden.

# 12. Blasenschwäche – oder die Inkontinenz

Es gibt verschiedene Inkontinenzformen, die beiden häufigsten sind die Belastungsinkontinenz und die Dranginkontinenz. Bei der Belastungsinkontinenz, auch „Stressinkontinenz" genannt, gibt es drei Stufen der Schweregrade:

1. Harnverlust bei schwerer körperlicher Belastung, z. B. Heben, Pressen und Husten.
2. Harnverlust beim Gehen und Bewegen.
3. Harnverlust beim Liegen.

Bei der Dranginkontinenz spürt man einen heftigen Harndrang, welcher nicht aufgehalten werden kann. Die Patienten schaffen es meist nicht mehr zur Toilette. Dies kann mehrfach pro Tag vorkommen.

Man kann auch hier wieder vorbeugen: Meiden Sie körperliche Arbeiten, die für Sie zu schwer sind. Machen Sie präventiv Beckenbodentraining, entleeren Sie die Blase immer vollständig, vermeiden Sie Restharn. Verstopfung ist auch hier belastend. Essen Sie viel Salat, Gemüse und Obst. Infekte jeder Art sollten vermieden werden, hartnäckiger Husten stört die Blasenentleerung sehr, rezidivierende Blasenentzündungen haben ebenso Inkontinenz zur Folge.

Es gibt viele Hilfsmittel bis hin zur Operation, dies erfahren Sie bei Ihrem Urologen oder in Selbsthilfegruppen.

Mein Anliegen ist, Ihnen homöopathische Arzneien vorzustellen, die ich in meiner 45-jährigen Tätigkeit immer wieder zum Einsatz brachte, und zwar mit gutem Erfolg.

- **Causticum** – Hahnemanns Ätzstoff – unwillkürlicher Abgang beim Husten und Niesen und im ersten Nachtschlaf, langsame Entleerung, unwillkürlicher Abgang bei Erkältung allgemein und Erkältung der Blase.
- **Nux vomica** – Brechnussbaum – Urintröpfeln, Harnabgang unwillkürlich, auch beim Gehen, häufiges Wasserlassen.
- **Natrium muriaticum** – Natrium chloratum – unwillkürlicher Abgang, auchv beim Gehen, vermehrtes Wasserlassen, oftmals psychische Krankheitsursache, Folgen von Kummer und Ärger.
- **Kalium carbonicum** – Kaliumcarbonat – häufiges nächtliches Wasserlassen, unwillkürlicher Abgang beim Husten und Niesen.
- **Zincum** – Zink – unwillkürlicher Harnabgang beim Niesen, Husten und Gehen.

Als Nosode kommt oftmals Tuberculinum in Frage, meist in der Hochpotenz D1000. Ob Tuberculinum Koch, Tuberculinum marmor., Tuberculinum bovinum, Tuberculinum GT, Tuberculinum Spengler oder Tuberculinum avis in Frage kommt, muss ein guter Homöopath entscheiden.

Suchen Sie nach einem guten Homöopathen, er findet das richtige Mittel für Sie und Sie bekommen große Hilfe.

# 13. Die Reizblase

Die Reizblase ist eine Sonderform der Blasenentzündung. Diese muss von der bakteriell verursachten Zystitis abgegrenzt werden. Meist sind Frauen betroffen, es handelt sich hierbei um einen chronischen Reizzustand des Harntraktes. Erreger können hierbei nicht nachgewiesen werden. Man spricht auch von einer überaktiven oder neurogenen Blase.

Die Beschwerden, wie bei einer bakteriellen Entzündung, beruhen auf psychovegetativen Störung. Verursacher der Reizblase sind ferner auch häufige Blasenentzündungen oder Nierenbeckenentzündungen. Angst und Stress führen häufig auch zu einer Reizblase. Kälte, Nässe oder Aufregung können die Symptome, Pollakisurie, Dysurie usw. auslösen. Scharfe Gewürze wie Senf, Knoblauch, Paprika, Kaffee, Tee und kohlensäurehaltige Getränke sollten gemieden werden. Sie sollten weiterhin dringend auf Kuhmilchprodukte jeder Art sowie Spargel, Spinat und Erdbeeren verzichten. Genussmittel wie z. B. weißer Zucker in jeder Form sollten gemieden werden.

Die Behandlung der Reizblase kann phytotherapeutisch erfolgen. Ich denke an Baldrian. Die Baldrianwurzel wird in den Apotheken als Tropfen, Tee, Tinktur, Kapseln, Dragees oder Presssaft angeboten. Baldriantee wird meist als Teemischung verkauft. Der häufige Harndrang lässt stark nach, auch die Nykturie verschwindet oft ganz.

Sehr guten Erfolg habe ich bei den Patienten mit Hopfen gemacht. Auch Hopfen beruhigt die überaktive Blase. Hopfenzapfen, weibliche Blütenstände des Hopfens, werden in den Apotheken angeboten. Aufguss und Abkochungen werden damit zubereitet. Der Geschmack ist nicht besonders gut, man kann andere Teesorten dazu mischen.

Eine weitere Möglichkeit ist der Kürbissamen, vor allem ist er zur Langzeiteinnahme geeignet. Er kräftigt die Blasenmuskulator. Der

Einsatz von Kürbissamen eignet sich besonders gut bei Prostatavergrösserung.

Das bekannte Goldrutenkraut hilft nicht nur bei Harnwegsinfekten, sondern auch bei der Reizblase, Studien belegen dies.

Basentee nach Professor Müller (s. Anhang auf Seite 145) sollte auf jeden Fall Einsatz finden.

Bei der Nykturie, nächtlichem Harndrang, hilft Baldrian in Form von Baldriparan stark, besonders gut. Zusätzlich ist es empfehlenswert, Lupulus D6 vor dem Schlafengehen zu lutschen, oder Hopfenzapfentee zu trinken. Phytotherapeutisch kann auch Granufink femina eingesetzt werden.

In der Homöopathie stehen einige Arzneien zur Verfügung, welche nach dem Arzneimittelbild eingesetzt werden.

Argentum nitricum: schmerzhaftes Urinieren, Angst und Aufregung sind ursächlich schuld am Harndrang.

Ein weiteres Mittel bei Angst und Aufregung ist Causticum.

Wenn die Symptome der Reizblase durch Unterkühlung auftreten, dann kommen Aconitum napellus, Dulcamara, Belladonna bzw. Rhus toxicodendron in Frage. Ein weiter sehr gutes Mittel ist Eupatorium purpureum. Es hilft gut in D1 und D2. Ein guter Homöopath findet das richtige Mittel ohne Probleme.

# 14. Die chronische Blasenentzündung

Die chronische Blasenentzündung tritt vermehrt in der Menopause auf. Hormonelle Ursachen werden dafür verantwortlich gemacht. Aber dies ist sicher nicht der einzige Grund. Vorab ein Wort zur Ernährung:

Wichtig: Bis bei dieser Krankheit eine deutliche Besserung eingetreten ist, keinerlei Frischkost und keine Kuhmilchprodukte verzehren, das Gemüse sollte ganz kurz blanchiert werden. Auf Zitrusfrüchte, Kaffee, scharfe Gewürze, Senf, Rettich, Radieschen und Knoblauch sollte verzichtet werden. Trinken Sie täglich 1 Liter Leitungswasser, das Sie vorher abkochen, am besten 20 Minuten köcheln lassen und über den Tag verteilt trinken.

Bei jeder chronischen Erkrankung sollten als Erstes die Störfelder ausgeschaltet werden, die Herdsanierung ist unumgänglich. Tote Zähne und wurzelbehandelte Zähne jeder Art müssen entfernt werden. Weitere Störfelder sind die Dysbiose, chronische Tonsillitis, chronische Sinusitis und chronische Cholecystitis.

Ich stelle Ihnen anschließend verschiedene ganzheitliche Methoden zur Immunmodulation vor.

## Immunmodulation mit sanum-Präparaten

Die sanum-Therapie ist eine Milieu- bzw. Regulationstherapie, welche das Ziel hat, die Selbstheilungskräfte des Körpers anzuregen. Und darum geht es in der Behandlung der chronischen Blasenentzündung. Die Rezidivneigung einer akuten Blasenentzündung ist sehr groß. Auch eine Reizblase entwickelt sich oft nach der ersten Blasenentzündung. Die Patienten zeigen häufig einen großen Leidensdruck. Eine Beseitigung von Herdgeschehen ist eine conditio sine qua non.

Tote und wurzelbehandelte Zähne müssen entfernt werden, da sich dort das Bacterium Leptotrichia buccalis befindet und für ein chronisches Krankheitsgeschehen verantwortlich ist.

Ein sehr wichtiges Präparat ist **Propionibacterium avidum D5**, es sollte über mindestens 4 Wochen eventuell nach einer Pause von 14 Tagen nochmals 4 Wochen lang, 3 x pro Woche, eingenommen werden. Es ist übers Ausland in der Apotheke als Kapsel erhältlich, der Handelsname ist Leptucin.

Zusätzlich empfehle ich im täglichen Wechsel abends 1 Suppositorium notakehl D3 bzw. pefrakehl D3 einzuführen, weiterhin über der Blasengegend 4 Tropfen notakehl D5 einzureiben.

**Rebas D4** als Suppositorium sollte auch täglich zur Anwendung kommen. Rebas D4 dient der Abwehr und ist stark entzündungshemmend. Rebas ist ein stark wirkendes Immunstimulans, aus dem Peyer'schen Plagus im Darm gewonnen, einem der bedeutendsten Immunorgane in unserem Körper. Nach 4 Wochen sollte auch bei diesen Präparaten eine 14-tägige Pause eingelegt werden. Bei Fortbestehen oder erneutem Auftreten der Symptome sollten die oben aufgeführten Präparate erneut 4 Wochen zur Anwendung kommen.

In hartnäckigen Fällen, was nicht selten der Fall ist, müssen sanukehle eingesetzt werden. Sanukehl Präparate binden bzw. eliminieren die Erreger-Antigene und Toxine.

Die SANUKEHL-Präparate ermöglichen eine spezifische Sanierung des Terrains von Mikroorganismen bzw. der Stoffwechselprodukten. Als Ausgangspunkt für die verschiedenen Sanukehle dienen die abgetöteten Formen der entsprechenden Bakterien- bzw. Pilzarten.

**Sanukehl Coli** kommt bei der chronischen Zystitis fast immer in Frage. Sanukehl Coli liegt in flüssiger Form in der Verdünnung D6 und als Injektion in D7 vor. Die Anwendung geht über 8 Wochen. Auch, wenn z. B. die Nosode Bacterium coli in irgendeiner Verdünnung gegeben wird, sollte sanukehl Coli zusätzlich gegeben werden.

Sanukehl Coli enthält in einem speziellen Extrakt Polysaccharidbestandteile (Haptene) des Erregers Escherichia coli. Die Wirkung beruht auf der Absorption der Erreger-Antigene bzw. -Toxine und mildert die eventuelle Erstverschlimmerung bei der Nosodentherapie ab.

Weitere sanukehl-Präparate wären z. B. sanukehl Staph und sanukehl Prot, sanukehl Pseu und sanukehl Klebs, und sanukehl Myc, je nach Urinbefund. In über 90 % der Befunde sind die Colibakterien die Ursache für die Zystitis. Aber auch Klebsiellen, Staphylokokken, Pseudomones Proteus und Mycoplasmen sind immer wieder ursächlich an der Entzündung schuld.

Weitere Immunstimulationen sind Utilin, Recarcin, Lathensin + Utilin-S. All diese Arzneien steigern die Abwehr enorm. Man kann diese Präparate im wöchentlichen Wechsel einsetzen, jedes Mittel wird 1 x pro Woche gegeben, nach 4 Wochen geht es von vorne los, eventuell einige Monate lang bis zur Besserung.

**Utilin** (Wirkstoff: Bacillus subtilis) eignet sich zur Behandlung von subakuten und chronischen Erkrankungen. Dieser Bacillus wurde früher „Heubacillus“ genannt. Dieser Erreger hat antitoxische und antibakterielle Eigenschaften. Teeaufgüsse von Heu wurde von Bauern früher zur Heilung der Darmkrankheiten für Rinder verwandt. Die Bauern wussten vom Bacillus subtilis damals noch nichts. Utilin, als geschütztes Warenzeichen, hilft natürlich nicht nur bei Darmerkrankungen, sondern auch bei Leber- und Gallenerkrankung und wird allgemein zur Immunstimulation mit bestem Erfolg eingesetzt.

Es liegt in Tropfenform, als Kapsel, als Suppositorium und in Ampullen vor.

**Recarcin:** Ein weiterer Bacillus-Stamm, mit dem Bacillus subtilis eng verwandt ist der Bacillus firmus, als Recarcin im Handel, auch dieser Wirkstoff dient der Infektabwehr allgemein. Arthritis, Arthrose, subakute und chronische Entzündungen sind Angriffspunkte von Recarcin, welches in Kapselform, Tropfen, Suppositorien und Ampullenform erhältlich ist. Recarcin ist ein großartiges Schleimhautmittel.

**Latensin** mit dem Wirkstoff Bacillus cereus ist ebenso mit dem oben genannten Bacillus subtilis eng verwandt und dient zur Immunmodulation. Bei langwierigen Erkrankungen, die immer wieder auftreten und nur langsam heilen oder gar nicht, ist dies das Mittel der Wahl. Bei chronischen Entzündungen tut es gute Dienste. Latensin entgiftet das Bindegewebe. Bei einer tuberkulinischen Konstitution wirkt es hervorragend.

**Utilin-S,** ein Mycobacterium, ist ebenso ein immunbiologisches Präparat der Firma sanum. Der Wirkstoff ist Mycobacterium phlei. Die Therapie geht auf die Anwendung eines Mycobacteriums zur Behandlung der Lungentuberkulose zurück. Es handelt sich um eine unschädliche Behandlung, welche auf Professor Friedmann in den 20er Jahren des letzten Jahrhunderts zurückgeht. Die zelluläre Abwehrreaktion wird stark angeregt, eine starke Stimulation des T-Zell-Systems erfolgt. Utilin-S wird eingesetzt zur Immunstimulation, zur Behandlung von Lungenerkrankungen, Schwächezuständen mit nächtlichen Schweißausbrüchen und zur Behandlung von chronisch fieberhaften Zuständen. In der Tumortherapie hat diese Arznei ihren festen Platz.

Bevor ich das Kapitel sanum-Therapie abschließe, darf ich nicht vergessen, die Arznei **quentakehl** zu nennen. Es gibt zellwandfreie Formen (CWD cell wall deficient forms) von Bakterien und sonstigen Mikroben, welche natürlich vom Immunsystem nicht erkannt werden. Solche Formen verhalten sich wie Viren und werden mit quentakehl behandelt. Quentakehl mit dem Wirkstoff Penicillium glabrum wird ansonsten bei viralen Infekten, wie Grippe, Pharyngitis, Laryngitis, Sinusitis und Bronchitis eingesetzt. Man denke an Herpes zoster und Varicellen. Auch bei Migräne und Morbus Menière hilft es erstaunlich gut. Man kann notakehl und quentakehl auch zusammen in einer Spritze aufziehen, jeweils 1 Ampulle in der Verdünnung D5 und intravenös oder intramuskulär spritzen. Beide Substanzen sind entzündungshemmend.

Geht die Heilung einmal nur in kleinen Schritten vorwärts, muss man dringend an eine Darmsanierung denken. Da ist das Mittel der Wahl in jedem Fall fortakehl, in Tabletten, Tropfen oder auch in Ampullen anwendbar. Bei fortakehl als Tropfen sollten 2 x täglich 4 Tropfen in die Nasenlöcher verteilt gegeben werden und 1 x täglich 4 Tropfen um den Nabel eingerieben werden.

Ein weiteres gut bewährtes Arzneimittel ist Microflorana, man kann dies zusätzlich geben, sowie Bacterium coli Injeel, die Nosode, als Trinkampulle. Diese Nosode wird nach Antibiotikagabe gegeben, als auch zur Heilung der chronischen Zystitis.

**Fortakehl** ist das wichtigste Mittel, die Erfolge sind verblüffend. Besteht eine zusätzliche Pilzbelastung, sollte man auch mit sanum-Mitteln behandeln, zu Beginn auch wieder fortakehl D5 für etwa 10 Tage, anschließend kommen albicansan, pefrakehl und exmykehl zum Einsatz. Gdeben Sie zusätzlich auf jeden Fall Hydrastis canadensis D30 in Form von Globuli hinzu. Täglich 2 Globuli sorgen dafür, dass sich die Darmschleimhaut gut erholt.

Wenn Sie sich für eine sanum-Therapie entscheiden, dann lassen Sie sich von einem erfahrenen sanum-Therapeuten beraten. Die Firma sanum-Kehlbeck empfiehlt Ihnen unter ☎ 04251-93520 einen Arzt oder Heilpraktiker in Ihrer Umgebung. Weitere Infos über die sanum-Therapie: siehe Anhang.

# Weitere Immunmodulatoren

## Einsatz von Vitamin C zur Stärkung der Immunkraft

Vitamin C hat vielfältige Funktionen im menschlichen Körper. Es hat ein breites Wirkungsspektrum. Pioneiere der Vitamin-C-Behandlung war Dr. Linus Pauling, allen bekannt, Dr. J. Issels, der Vitamin C bei Krebskranken mit Erfolg einsetzte, Dr. P. G. Seeger, welcher auch den Hinweis gab, Vitamin C bei Krebskranken einzusetzen und F. R. Klenner, der Vitamin C bei Poliokranken mit Erfolg einsetzte.

Ascorbinsäure spielt eine bedeutende Rolle bei der Reifung der Erythrozyten. Sie ist außerdem an der Resorption und Verwertung von Eisen beteiligt. Ein positiver Einfluss auf die Immunmodulation ist vielfach nachgewiesen. Vitamin C regt die körpereigenen Interferonsynthese an und nimmt Einfluss auf die Phagozytosefähigkeit der weißen Blutkörperchen. Leukozytenbedürfen zur Entfaltung ihrer

Phagozytoseaktivität der Ascorbinsäure. Diese muss in ausreichendem Maß vorhanden sein, gerade wenn es sich um einen Bakterienbefall oder auch um Krebs handelt.

Immunglobuline sind Antikörper, die bestimmte Eindringlinge, Antigene unschädlich machen. Vitamin C in hohen Dosen bewirkt eine Zunahme der Immunglobulinsynthese. Weiterhin ist Ascorbinsäure in der Lage karzinogene und hochtoxische Stoffe zu eliminieren.

Wenn der Vitamin-C-Gehalt im Körper sinkt, werden erhöhte Histanz-Spiegel im Körper gefunden. Man könnte die Liste noch vervollständigen, aber bei uns geht es um den Einfluss von Vitamin C bei bakteriellen Infektionen.

Irving Stone traf folgende Aussage auf Grund seiner Studie an Patienten, welche immer wieder an bakteriellen Infektionen litten und schwer krank wurden: „Es tötet die Bakterien ab oder wirkt bakteriostatisch und tötet pathogene Organismen oder verhindert deren Wachstum. Es entgiftet die bakteriellen Toxine und Gifte und macht sie unschädlich. Es lenkt die Phagozytose und hält sie aufrecht. Es ist harmlos und nicht toxisch, und es kann in großen Dosen verabreicht werden, die notwendig sind, um die oben genannten Wirkungen zu erzielen, ohne den Patienten zu gefährden." (Stone, I. (1972): The Healing Factor: Vitamin C Against Desease, Grosset and Dunlap, New York)

Folgende Dosierung soll zur Anwendung kommen:

Tabelle 14.1.: Standarddosierung

| | 1. Woche | 2. Woche | 3. Woche | 4. Woche |
|---|---|---|---|---|
| MO | 200 ml NaCl | 400 ml NaCl | 400 ml NaCl | 400 ml NaCl |
| MI | plus | plus | plus | plus |
| FR | 15 g Vitamin C | 30 g Vitamin C | 30 g Vitamin C | 30 g Vitamin C |

Tip: Bei höheren Vitamin-C-Gaben (ab 15g i.v.) ist nach Harald Krebs eine Ampulle Ubichinon comp. intramuskulär nötig oder eine Kapsel reduziertes Glutathion (mind. 200mg).

Auch zur Nachbehandlung von bakteriellen sowie viralen Infekten eignet sich Vitamin C als Infusionstherapie sehr gut.

Der Heilungs- und Genesungsverlauf erfolgt schneller durch die Anregung der Phagozytose und Anregung der Kollagensynthese.

Tabelle 14.2.: Dosierung mit höheren Vitamin-C Gaben

| | 1. Woche | 2. Woche | 3. Woche | 4. Woche |
|---|---|---|---|---|
| MO | 400 ml NaCl | 400 ml NaCl | ohne NaCl | 600 ml NaCl |
| MI | plus | plus | plus | plus |
| FR | 30 g Vitamin C | 30 g Vitamin C | 45 g Vitamin C | 45 g Vitamin C |

Nach einer 4-wöchigen Pause kann die Infusionstherapie wiederholt werden.

Die verschiedenen Dosierungsvorschläge der Vitamin-C-Infusion gehen auf Harald Krebs zurück, welche ich bei einer Hospitation in seiner Praxis kennenlernte.

Bei manchen Störungen oder Erkrankungen ist die Vitamin-C-Behandlung kontraindiziert oder die Dosis muss niedrig gewählt werden. Bei Diabetes mellitus sollte die Höchstdosis 7,5g pro Infusion anfangs nicht überschritten werden. Bei guter Verträglichkeit kann man eventuell auf 15g erhöhen.

Bei Patienten, die zu rezidivierenden Nierensteinen neigen, sollte man auf Vitamin-C-Anwendungen verzichten oder bei guter Verträglichkeit 7,5 g bis maximal 15 g pro Infusion infundieren.

Patienten mit Netzhautblutungen sollten keinerlei Vitamin-C-Infusionen erhalten. Auch bei Schilddrüsenpatienten wollte man die orale Gabe bevorzugen. Wenn eine Antikoagulationstherapie läuft, sollte man auch auf Vitamin-C-Infusionen verzichten. Vitamin C beeinflusst die Wirkung dieser Arznei.

## Die Eigenbluttherapie

Die Eigenbluttherapie geht auf F. Hoff zurück. Sie ist eine Reiztherapie. Der Körper beantwortet jeden Reiz. Die Gegenreaktion des Körpers fällt unterschiedlich aus, je nach dem wie stark der Reiz ist.

Eine Zunahme der Immunkörper, eine Anhebung der allgemeinen Abwehrlage erfolgt, ist die Antwort auf die Eigenblutinjektion.

Das Blut fließt in den Gefäßen, gelangt dieses außerhalb des Gefäßsystems so treten vom Körper Abwehrreaktionen auf. Das entnommene Blut, was Antigene, Toxine und eventuell auch bestimmte Bakterien enthällt, wird durch die Reizinjektion vom Körper nicht mehr als körpereigen angesehen, sondern als Fremdkörper. Die Abwehrmechanismen werden in Gang gesetzt. Eine chronische Erkrankung wird in einen akuten Zustand zurückgeführt und kann somit heilen. Die Eigenbluttherapie ist mit anderen Naturheilverfahren sehr gut vereinbar.

## Allgemeine Regeln zur Beachtung

Wenn es um die Dosierung des Eigenblutes geht, muss man sich folgenden Grundsatz stets vor Augen halten: Es geht um die Arndt-Schulz-Regel, nämlich, dass schwache Reize die Lebenstätigkeit anfachen, dass mittelstarke diese hemmen und starke heben sie auf.

Ich habe das Eigenblut sowohl bei Akut-Erkrankungen als auch bei chronischen Leiden mit Erfolg eingesetzt.

Bei akuten Erkrankungen kann man täglich 1–3 ml (in seltenen Fällen 5 ml) an drei aufeinander folgenden Tagen injizieren; ich hatte bei fieberhaften Infekten, Cystitis, Bronchitis, Furunkeln und Abszessen gute Erfolge.

Bei chronischen Erkrankungen muss man dringend auf die Intervalle zwischen den einzelnen Behandlungen achten; das Eigenblut wird nur 2 x pro Woche appliziert, 5–10 Injektionen, dann weiterhin 1 x pro Woche und dann eventuell alle 14 Tage, je nach Verlauf der Erkrankung.

Es wird mit 0,5 ml Eigenblut begonnen, dann auf 1,0 ml und in der 3. Sitzung auf 1,5 ml, in der 4. Sitzung auf 2,0 ml gesteigert, dabei bleibe man dann.

Bei alten oder geschwächten Patienten beginnt man mit 0,2 ml, steigert auf 0,5 ml, in der 3. Sitzung auf 0,8 ml, in der 4. Sitzung auf 1,0 ml und in der 5. Sitzung auf 1,5 ml, dabei bleibt man dann.

Um die Reaktionsfähigkeit des Körpers nicht zu erschöpfen, sollte die Eigenblutkur einen bestimmten Zeitraum nicht überschreiten.

Man kann dem Blut bei der Behandlung der chronischen Zystitis verschiedene homöopathische Arzneien beimischen, sowohl Arzneien der Firma sanum als auch Einzelhomöopathika bzw. Organpräparate.

Die Firma sanum bietet das Präparat Rebas D4 in Ampullenform an. Es ist ein starkes Immunstimulans, gewonnen aus den Peyer'schen Plaques, einem bedeutenden Teil des Immunsystems. Die Peyer'schen Plaques haben ihren Sitz im Dünndarm.

Ein weiteres Präparat der Firma sanum ist notakehl D5, D6 oder D7 in Ampullenform, wenn die Krankheit wieder einen akuten Schub zeigt. Notakehl wird aus dem Schimmelpilz Penicillinum chrysogenum gewonnen und wird bei bakteriellen Erkrankungen angewandt. Es ist kein Antibiotikum und deshalb treten keine Resistenzen oder andere mögliche Begleiterscheinungen wie bei einem Antibiotikum auf.

Gelegentlich muss man auch pefrakehl D6 zusätzlich zu notakehl in Ampullenform beimischen. Der Wirkstoff ist Candida parapsilosis, er ist geeignet für die Behandlung von bakteriellen und viralen Infekten. Pefrakehl ist der Reizverstärker von notakehl.

Recarcin D4 oder D6 ist ein unbedingt erwähnenswertes Präparat, was den Schleimhautaufbau betrifft, und auch nach Antibiotika-Gaben hilfreich ist. Der Wirkstoff ist Bacillus firmus und wird bei chronischen Entzündungen zur Immunmodulation eingesetzt.

Oftmals liegt eine tuberkulinische Konstitution beim Patienten vor. Da muss man auch an Latensin D4 oder D6 in Ampullenform denken. Der Wirkstoff ist Bacillus cereus und wird zur Immunmodulation eingesetzt.

Quentakehl D5/D6 ist kein Bakterienpräparat, es wird aus dem Schimmelpilz Penicillin glabrum gewonnen. Es ist entzündungshemmend und wird bei viralen Infekten eingesetzt, bzw. bei bakteriellem Befall von CWD (cell wall deficient form), Zellwand freien Formen, welche vom Immunsystem oftmals nicht erkannt werden.

Wenn ich an homöopathische Einzelmittel denke, dann hauptsächlich an Cantharis Injeel, Berberis vulgaris Injeel, Hydrastis Injeel, Nux vomica Injeel, Lycopodium Injeel, Pulsatilla Injeel, Belladonna Injeel, Causticum Injeel, Apis Injeel, Sulphur Injeel und einige mehr. Diese werden je nach ihrem homöopathischen AMB (Arzneimittelbild) angewandt. Die Einsatzgebiete sind in dem Kapitel akute Blasenentzündung beschrieben.

Als Organpräparate kommen Vesica urinaria suis Injeel in Frage, Urethra suis Injeel, Ureter suis Injeel und die Cystopyelitis Nosode in Frage.

Bisher haben wir mit unverändertem Eigenblut gearbeitet, es gibt allerdings verschiedene Methoden, das Eigenblut zu aktivieren, z. B. die Ultraviolett-Bestrahlung des Eigenblutes, die Potenzierung des EB, hauptsächlich in der Kinderpraxis angewandt, und die Eigenbluttherapie mit dem Hämoaktivator-N nach Dr. Höveler. Mit Hilfe dieses Gerätes wird das Blut aktiviert, die Ergebnisse sind oftmals verblüffend.

## Die Ozontherapie

Die immunstimulierende Wirkung des Ozons ist enorm. Das medizinische Ozon ist keimtötend, gewebsregenierend und durchblutungsfördernd. Cysto-Pyelitiden und Vaginalmykosen stellen eine Indikation dar. Es bedarf hoher Dosen Ozon, wenn eine keimtötende Wirkung erfolgen soll. Ozon kann als Ozonwasser angeboten werden, bei rezidivierenden Cystitiden kann man Blasenspülungen vornehmen.

Ozon kann weiterhin subcutan oder intramuskulär verabreicht werden oder als „Große Eigenblutbehandlung“. Meist wird die große Eigenblutbehandlung mit hohen Ozondosen (3 000–4 000 µg) bei der chronischen Blasenentzündung eingesetzt. Aber auch die kleine Eigenblutbehandlung hat ihren festen Platz bei dieser Erkrankung. Sie dient als Umstimmungstherapie.

Die HOT-Behandlung (hämatogene Oxidationstherapie) möchte ich auch erwähnen. Diese trifft mehr die Mikrozirkulation. Ich hatte in meiner Praxis beide Möglichkeiten. Es kamen fast immer 10 Ozonsitzungen und anschließend 8 HOT-Anwendungen zum Einsatz.

Näheres über Ozon, die große Eigenblutbehandlung und HOT siehe Anhang.

Und nicht zuletzt möchte ich noch an die alten bewährten Methoden wie Schröpfen und das Anlegen von Blutegeln erinnern (s. Kapitel 4 ab Seite 25).

Über das Internet bekommen Sie Adressen von Naturärzten und Heilpraktikern, die sich noch mit bestem Erfolg solcher Naturheilverfahren bedienen. Adressen von Einzelmittelhomöopathen gibt es dort auch in Fülle. Wenn Sie sich für eine sanum-Therapie entscheiden, dann bekommen Sie erfahrene Therapeuten über ☎ 04251-93520 genannt.

Ozon-Therapeuten kann Ihnen die Firma Kastner in Rastatt nennen (☎ 07222-53005).

Adressen für Eigenblutbehandlungen finden Sie wiederum im Internet.

## Behandlung mit homöopathischen Einzelmitteln

**Acidum benzoicum** – Benzolsäure – Zystitis, Enuresis, scheußlicher Geruch.

**Acidum nitricum** – Salpetersäure – brennt beim Wasserlassen, Feigwarzen, Urin riecht stark, wie Pferdeurin, spärlicher Urin.

**Apis mellifica** – Honigbiene – häufiges Wasserlassen, Inkontinenz, Brennen und Schmerz am Ende des Wasserlassens.

**Argentum nitricum** – Höllenstein – unkontrollierter Harndrang, Urin spärlich und blutig, Brennen und Schmerzen beim Wasserlassen.

**Arsenicum album** – Weißarsenik – der Urin brennt, ist spärlich, der Harn ist stark eiweißhaltig.

**Barium carbonicum** – Bariumkarbonat – stetiger Harndrang, Brennen.

**Berberis vulgaris** – Berberitze – der Urin brennt, häufiges Wasserlassen, Schmerzen im Blasengebiet und in der Niere sind kennzeichnend.

**Cannabis sativa** – Hanf – heftiges Brennen beim Wasserlassen, Stiche in der Harnröhre und eitriger Urin sind kennzeichnend.

**Cantharis** – Spanische Fliege – die Symptome sind unerträglicher Drang, Krämpfe, Brennen, schneidende Schmerzen vor und nach dem Urinabgang, stetiger dauernder Harndrang.

**Causticum** – Ätzstoff – schmerzhafter Drang, Stiche in der Harnröhre und Brennen beim Wasserlassen sind die Hauptsymptome.

**Dulcamara** – Bittersüß – bei Abkühlung, Harndrang, schmerzhafter Miktion.

**Erigeron** – kanadisches Berufskraut – Blutungen, schmerzhafter Urinabgang.

**Eupatorium purpureum** – roter Wasserhanf – hilft meist hervorragend, wenn eine Unterkühlung bzw. eine Temperaturschwankung die Ursache ist.

**Hydrastis canadensis** – kanadischer Gelbwurz – schleimige, dicke, gelbe Absonderung, Urin riecht stark.

**Ignatia** – Ignatiusbohne – Urin reichlich, wässrig, Folge von Kummer.

**Lycopodium** – Sporen von Bärlapp – rotes Sediment, vor dem Wasserlassen Rückenschmerz, Polyurie nachts oder auch Harnverhalt.

**Medorrhinum** – Gonokokken-Nosode – schmerzhaftes Wasserlassen, Nierenkolik, Urin fließt langsam aus Blase, anhaltend.

**Mercurius corrosivus** – Quecksilberchlorid – spärlicher Urin, welcher brennt. Blutiger Urin, stechender Schmerz, Krämpfe in der Blase. Urethra brennt stark. Dies sind die Themen von Mercurius corrosivus.

**Natrium muriaticum** – Natrium chlorid – direkt nach dem Wasserlassen Schmerzen, vermehrtes Wasserlassen, kann in Gegenwart anderer kein Wasser lassen oder es dauert sehr lang, oft Folge von Kummer, Ärger oder anderen psychischen Krankheitsursachen.

**Nux vomica** – Brechnußbaum – Reizblase, häufiges Wasserlassen, Hämaturie, Nierenkolik.

**Pulsatilla** – Küchenschelle – vermehrter Drang, vor allem beim Hinlegen, Brennen beim und nach dem Wasserlassen, unwillkürlicher Abgang nachts und bei Husten.

**Sarsaparilla** – Liliengewächs – Urin ist sandig-blutig, starker Schmerz am Ende des Wasserlassens, Nierenkolik.

**Sepia** – Tintenfisch – roter Satz im Urin, langsamer Harnfluss und spärlicher Urin sind die Themen von Sepia.

**Stramonium** – Stechapfel – Urin = wasserklar, nachts vermehrt, Urintröpfeln, Blase oft leer.

**Sulphur** – Schwefel – häufiges Wasserlassen, besonders nachts, Brennen, plötzlicher Harndrang und Enuresis sind kennzeichnend.

**Thuja** – Lebensbaum – Entzündung, häufiges Wasserlassen, unkontrollierter Harndrang.

Bei rezidivierenden Infekten muss die miasmatische Behandlung eingeleitet werden, oftmals kommt die Nosode Tuberculinum zum Einsatz. Ich denke an Tuberculinum Koch Nos. D2000–D1000, Tuberculinum Spengler C200–C1000, Tuberculinum bovinum C200–C1000, Tuberculinum avis Nos. D200–D1000, Tuberculinum Rest Nos. D200–D1000, Tuberculinum Marm. C200–C1000 oder Tuberculinum Koch Nos. C200–C1000. Ein guter Homöopath findet die richtige Nosode. Es sind feine Unterschiede bei der Auswahl der einzelnen Nosoden zu beachten.

# 15. Schlafstörungen – worüber Frauen vor der Periode, in den Wechseljahren und in der Menopause klagen

Schlafstörungen stellen ein großes Problem in der heutigen Leistungsgesellschaft dar. Jeder 4. leidet darunter. Es ist für den Arzt nicht einfach zu helfen. Pflanzliche Präparate werden meist verordnet, die Ernährung muss angepasst werden, auf Reizmittel wie Bohnenkaffee, Schwarztee, Grüntee etc. sollte verzichtet werden. Zuviel weißer Zucker, z. B. im Cola oder im Gebäck schadet. Auch Rohrzucker sollte nur in kleinen Mengen zum Einsatz kommen. Honig muss in der Küche Einzug finden.

Der Tagesablauf, die Lebensumstände allgemein müssen entspannter ablaufen. Disstress muss minimiert werden. Dies ist leicht gesagt, aber in der Praxis klappt das nicht immer. Und dann verschreiben die Ärzte Pillen, zunächst pflanzliche Schlafhilfen wie Baldrian, Hopfen, Passionsblumenkraut und Melissenwurzel. Diese Hilfe kann man erst mal mit ruhigem Gewissen einsetzen, notfalls auch über längere Zeit, d. h. über Wochen oder 2–3 Monate. Dann muss man gezielt nachforschen, was ursächlich an der Schlafstörung schuld ist. Leider wird das zu selten gemacht, sondern die Ärzte verschreiben chemische Schlafhilfen wie z. B. Atosil, Sinquan Kapseln, Hoggar Night, Dipiperon Tabletten und Insidon Tabletten. Die hier genannten Tabletten machen nicht abhängig. Auch Antidepressiva können helfen und machen nicht süchtig wie z. B. Mirtazapin in verschiedenen

Stärken. Es geht aber auch hier nicht um eine Behandlung, die auf den Typ des Patienten, seine Konstitution, passt.

Viele alte Leute bekommen in der Menopause z. B. Vivinox Tabletten, Adumbran oder Bromazepam. Die Konstitution des Patienten, die Natur, der Persönlichkeitstyp ist dabei nicht mit in die Arzneiwahl einbezogen. Und die Schlaftabletten wie Tavor 1,0 bzw. 2,5 oder Chloraldurat machen süchtig. Man sollte diese nicht länger als ein paar wenige Tage einnehmen, höchstens 1 Woche. Die Nebenwirkungen sind auch sehr zahlreich.

Deshalb empfehle ich bei fortdauernder Schlafstörung sich mit der Homöopathie einzulassen. Der Patient muss erzählen, was er als Ursache dieses Übels erkennt. Ich gebe Ihnen ein Beispiel: Vor etwa 3 Monaten kam eine Patientin, welche über starke Ein- und Durchschlafstörungen klagte. Insgesamt könne sie nur 2–3 Stunden schlafen, sie fühle sich nicht richtig erholt, der Schlaf sei ganz oberflächlich. Vor Mitternacht liege sie hellwach im Bett. Sie benennt ihren Schlaf „Katzenschlaf".

Nach genauer Anamnese erfuhr ich, dass die Patientin großen Kummer mit ihrer Tochter hat und sehr enttäuscht ist, was die Handlungsweise der Tochter betrifft. Die Patientin berichtet weiterhin, dass sie keinerlei Zurückweisung verträgt, sie bezeichnet sich selbst als sehr empfindlich. Kaffee und Tabaksdunst seien ihre größten Feinde. Ich wählte für sie aus der großen Zahl der Arzneien, die bei schlechtem Schlaf in Frage kommen, Ignatia, eine Bohne, aus. Ignatia D30, 2x 5 Globuli, morgens und abends, war ihre Arznei. Schon nach 14 Tagen meldete die Patientin sich telefonisch und war über die Besserung sehr erfreut. Nach 6 Wochen setzte ich Ignatia D30 ab und fuhr mit einer Bachblütenmischung fort, welche sie einnimmt. Es geht ihr gut, sie schläft jede Nacht zwischen 5 und 7 Stunden.

Ich stelle Ihnen verschiedene homöopathische Arzneien vor, welche bei Schlafstörungen ihren Einsatz finden.

**Sulphur** (sublimierter Schwefel): der Patient erwacht häufig, er nennt seinen Schlaf selbst „Katzenschlaf". Er wacht morgens hellwach auf. Schlaflos zwischen 2 und 5 Uhr.

**Digitalis purpurea** (Fingerhut): bei Herzinsuffizienz, Schwindel ist ein wichtiges Symptom bei diesen Patienten.

**Zincum** (Zink): nervöses Zucken der Beine, erregtes Gehirn, Patient schreit im Schlaf, wacht auf.

**Coffea arabica** (Rohkaffee): euphorisch, aufgedreht, großes Glücksgefühl, Folgen von zuviel geistiger Arbeit – dies sind die Themen von Coffea arabica.

**Phosphorus** (gelber Phosphor): kurze Schlafperioden, häufiges Erwachen, Schlaflosigkeit alter Leute, Patient friert.

**Gelsemium** (Wilder Jasmin): Ärger vom Vortag, Gedanken, was der Tag morgen an Ereignissen bringt, schlaflos durch Erschöpfung.

**Kalium bromatum** (Kaliumbromid): unruhiger Schlaf, Zähne knirschen und schreckliche Träume sind richtungsweisend.

**Kalium phosphoricum** (Kaliumphosphat): schwache Nerven, oft Kopfschmerzen, Schwäche und Erschöpfung sind führend.

**Natrium muriaticum** (Natriumchlorid): schlaflos als Folgend von Kummer und Ärger. Psychische Ursachen sind der Grund, oft während depressiver Phasen.

**Nux vomica** (Brechnussbaum): Hetze, Eile, Geschäftssorgen machen schlaflos, nach 3 Uhr morgens findet der Patient meist keinen Schlaf mehr, Kopfweh kommt oft vor, auch Magenschmerzen.

**Apis mellifica** (Honigbiene): Schreie während des Schlafes, plötzliches Hochfahren, tagsüber schlechte Konzentration.

**Cocculus** (indische Kockelskörner): schlaflos als Folge von Nachtwachen bei medizinischem Personal. Aufschrecken während des Schlafes.

**Hyoscyamus niger** (Bilsenkraut): Krämpfe, ganz schlimme Schlaflosigkeit, fährt im Schlaf erschreckt hoch, tagsüber große Ruhelosigkeit.

Bei ganz hartnäckigen Schlafstörungen muss die entsprechende Nosode Einsatz finden.

Luesinum und Tuberculinum bovinum in der Hochpotenz D200 oder D1000 kommen in Frage, je nach Arzneimittelbild.

Und eine weitere große Hilfe sind die Bachblüten. Bei der Bachblütentherapie sind auch andere Naturheilverfahren willkommen, sie sind bestens kombinierbar. Auch bei der Einzelmittelhomöopathie stören diese nicht.

Die Bachblütentherapie ist in Kapitel 8 ab Seite 57 ausführlich beschrieben, eine vollständige Liste befindet sich im Anhang ab Seite 150. Ich nenne Ihnen die Bachblüten, die immer wieder bei Schlafstörungen zum Einsatz kommen.

**Cherry Plum** (Kirsch-Pflaume): Die Gefahr durchzudrehen, starke Gefühlsausbrüche sind das Motto von Cherry Plum. Der Patient beruhigt sich wieder.

**Impatiens** (drüsentragendes Springkraut): Motto: Es geht alles nicht rasch genug, Unruhe, Hyperaktivität, Ungeduld und Nervosität führen zu Schlafstörungen. Impatiens macht ruhiger und geduldiger.

**Red Chestnut** (Rote Kastanie): Motto: Ich kümmere mich zu sehr um das Leid der anderen, es geht mir alles zu nah, ich höre zu genau hin. Deshalb kann ich nicht zur Ruhe kommen. Red Chestnut hilft, dass man einen gesunden Abstand zum Leiden anderer bekommt.

**Star of Bethlehem** (Doldiger Milchstern): Ich bin schockiert, ich bin zutiefst verletzt, ich bin psychisch krank geworden, ich komme nicht über das Geschehene hinweg. Ich leide unter Alpträumen und Schlafstörungen.

**Vervain** (Eisenkraut): Weltverbesserer, ich kann mich gar nicht bremsen voller Tatendrang und Unternehmungslust. Ich bin aufdringlich und für andere sogar manchmal lästig. Vervain hilft mir ruhiger zu werden.

**White Chestnut** (Rosskastanie): Immer dieselben Gedanken kreisen in meinem Kopf, ich kann sie überhaupt niemals verjagen, ich kann überhaupt nicht abschalten, auch abends und zur Nacht nicht.

**Rescue Remedy** (Notfallmittel): Eine Mischung aus Cherry Plum, Clematis, Impatiens, Rock Rose, Star of Bethlehem. Rescue Remedy wurde von Dr. Bach selbst zusammen gestellt und für Notfälle jeder Art eingesetzt. Bei Schlafstörungen hilft es ganz besonders gut. Wenn Sie nicht einschlafen können, nehmen Sie 4 Tropfen auf die Zunge oder die Innenseite der Unterlippe. Nach einer Viertelstunde können Sie den Vorgang wiederholen. Und wenn Sie nachts aufwachen und nicht mehr einschlafen können, bringen Sie nochmal 4 Tropfen zur Anwendung. Dann bleibt der Erfolg nicht aus.

# 16. Wochenbettdepression

Die sogenannte Wochenbettdepression entwickelt sich bei der Frau oft schon am Ende der Schwangerschaft und kann im Wochenbett ganz verschiedene Schweregrade erreichen. manchmal erfährt man von Müttern erst später, dass sie im Wochenbett einige wenige Tage ganz depressiv waren und manchmal nur heulten und nicht schlafen konnten.

Die Wochenbettdepression ist sehr ernst zu nehmen, diese kann bis zu 2 Jahren dauern und ist durch Schlaflosigkeit, Antriebsarmut, Traurigkeit, Niedergeschlagenheit, Schuldgefühle und oftmals sogar Suizidgedanken gekennzeichnet. Auch Wahnideen und Phobien sowie Zwänge runden das Bild ab. Die Suizidgefahr ist bei dieser Erkrankung enorm hoch. Oftmals ist ein Klinikaufenthalt in einer geschlossenen, psychiatrischen Abteilung nicht zu umgehen.

Es gibt verschiedene Arzneien, die ich mit gutem Erfolg ausschließlich begleitend zur nervenärztlichen Therapie eingesetzt habe. Während der Einnahme dieser Präparate sollte die Mutter nicht stillen.

## Orale Medikation

Calmavera (Hevert), über Wochen oder Monate, je nach Verlauf
+ Horvi-Enzym-Psy4 comp 1
beides täglich

über Wochen oder länger, je nach Verlauf

Außerdem hilft die Bachblüten-Therapie (je nach Anamnese und Fragebogen) sehr gut.

Zusätzlich können Mucedokehl D3 Suppositorien Anwendung finden, abends 1 Suppositorium, je nach Besserung eventuell über Wochen.

Langzeittherapie der Firma sanum:

Latensin D6 + Recarcin D6 in wöchentlichem Wechsel, je 1 Kapsel/Woche, nach 2 Monaten auf die Potenz D4 übergehen, etwa 4 Monate.

Zusätzlich 1 Ampulle cerebrum comp Heel 2x/Woche s.c. spritzen.

## Zusätzliche Verfahren

1 Ampulle neuro Injeel + 1 Ampullle Tonico Injeel, im Wechsel, beides i.v. spritzen 3x/Woche, 4 Wochen lang, dann 1x/Woche je nach Verlauf.

## Ausleitungstherapie

1–2 Blutegel 1x/Monat hinter jedes Ohr setzen oder entlang der HWS, ersatzweise oder im Wechsel 1x/Monat 1 Cantharidenpflaster in der Kreuzbeingegend auflegen.

Laif 600 (Johanniskraut) 1 Tabletten/Tag hilft bei leichten Fällensehr gut, probeweise zusätzlich einsetzen.

Und, wenn der Erfolg ausbleibt, sollte die Horvi-Enzym-Therapie nicht unversucht bleiben. Die Erfolge sind oft verblüffend.

## Orale Medikation: Die Horvi-Enzym-Therapie

Horvi-Enzym-Psy4 comp 1
\+ Horvi-Enzym-Psy4 comp 5

3x/Tag je 8 Tropfen vor dem Essen im Abstand von 5–10 Minuten auf der Zunge zergehen lassen.

Zusätzlich:
Horvi-Enzym-Horvitrigon forte
3x/Tag 8 Tropfen auf der Zunge zergehen lassen, nach dem Essen.

Diese Arznei kann auch auf einen Löffel Wasser gegeben werden.

Horvityl
3x/Tag 15–20 Tropfen auf Wasser, solange wie möglich im Mund behalten.

## Homöopathische Mittel, je nach Arzneimittelbild

Aurum metallicum, Sepia, Ignatia, Arsenicum album, Lycopodium, Acidum phosphoricum, Pulsatilla und Lachesis werden bei der Wochenbettdepression je nach Beschwerdebild und Konstitution eingesetzt.

Und nicht zuletzt die Nosode Tuberculinum in der 200–1000-fachen Verdünnung, je nach Konstitution. Dies muss ein fähiger Homöopath entscheiden. Auch welche Tuberculinum-Nosode muss im Einzelfall auf Typ gesucht werden. Jede Tuberculinum-Nosode hat ihr eigenes Arzneimittelbild. (Tuberculinum Koch, Tuberculinum Spengler, Tuberculinum avis, Tuberculinum GT, Tuberculinum bovinum, Tuberculinum marmor. und Tuberculinum Rest).

# 17. Aus der Praxis für die Praxis – Fragen und Antworten

- Herpes Bläschen an den Schamlippen
  *Wenn ich mich erkälte bekomme ich statt Schnupfen oder Husten Herpes Bläschen an den Schamlippen. Es sind lästige Schmerzen. Können Sie mir helfen?*

  Meist hilft Dulcamara in der Verdünnung D30, 2x/Tag 5 Globuli, etwa 6 Wochen lang.

  Auch Petroleum ist ein Wintermittel oder wenn die Bläschen nach Unterkühlung kommen. Und immer mal wieder die Nosode Medorrhinum D200 lutschen, etwa 4x/Jahr und immer 2 Globuli.

- Entzündung der Bartholin-Drüsen, bzw. Abszess
  *Ich habe immer wiederkehrend einen Barthonlinischen Abszess. Ich kann dies nicht verhindern, die Schmerzen sind grausam. Der Frauenarzt kann mir auch nichts vorbeugend geben. Was kann ich dagegen tun? Kann ich diese Entzündung verhindern?*

  Die Arznei, die in diesem Fall immer geholfen hat, war in meiner Praxis Thuja D30, anfangs 2x/Tag 5 Globuli, bei Rückgang der Beschwerden noch 3 Wochen lang 1x/Tag 5 Globuli. Die passende Nosode ist Medorrhinum in der Verdünnung D200–D1000, je nach Konstitution. Die Anwendungspotenz sowie die Dauer muss ein Homöopath festlegen.

  Zur Vorbeugung wird Ihnen die Arznei Thuja D6 sicherlich helfen, lutschen 3x/Tag jeweils 1 Tablette, 6–8 Wochen lang.

Sie sollten begleitend die Nosode Medorrhinum in der Verdünnung D200 – D1000, je nach Konstitution, zum Einsatz bringen. Die Anwendungspotenz sowie die Dauer muss ein Homöopath festlegen.

- Ausschabung
  *Bei mir ist eine Ausschabung vorgesehen. Gibt es eine Arznei, dass der Wundschmerz nicht so starkt ist und überhaupt alles gut verläuft?*

  Lutschen Sie am Abend vor der Abrasio 5 Globuli Arnica D30 und direkt nach dem Eingriff einmalig 5 Globuli Hypericum D30 sowie 5 Globuli Ledum palustre D30.

- Verbrennung und Bestrahlung
  *Gibt es eine Arznei, welche ich parallel zur Bestrahlung nehmen kann oder auch vorbeugend, damit ich nicht wie meine Freundin eine Verbrennung bekomme?*

  Lutschen Sie 1 Tag vor der 1. Bestrahlung 2 Globuli Natrium muriaticum D200 und während des Bestrahlungszeitraums 3x/Tag je 1 Tablette Cantharis D6.

- Narbenkeloid
  *Ich leide seit meiner Brust-OP an einem Narbenkeloid, wie mein Arzt es nennt. Gibt es Hilfe?*

  Lutschen Sie 3x/Tag je 1 Tablette Silicea D6, wenn die Narbe hart ist, ansonsten 3x/Tag je 1 Tablette Graphites D6, und reiben Sie Mucokehl D3 Salbe der Firma sanum 2x/Tag ein. Nach 6 Wochen machen Sie eine kurze Pause mit der Arznei und der Salbe, dann können Sie, falls nötig, Calcium fluoratum D6 je 1 Tablette 3x/Tag lutschen, 6–8 Wochen lang.

  Reiben Sie die Narbe in dieser Zeit mit Eigenurin 2x/Tag ein. Alter Urin ist aufgrund des Ammoniakgehaltes viel intensiver in der Wirkung, der Urin muss mindestens 4 Tage alt sein. Man kann diesen in einem Tongefäß sammeln. Das Tongefäß sollte bedeckt sein. Der Urin wird aufgetragen und nach einiger Zeit abgewaschen.

HP D. Krämer hat eine besonders gut wirksame Bachblütensalbe entwickelt.
Rp 30 ml Salbengrundlage (Zellstromcreme, Eucerin c. aqua, Melkfett spec.)
je 6 Tropfen der Bachblüten # 29 + # 33
1 Tropfen Narzissenöl
möglichst lange einrühren
2x/Tag dünn auftragen

- Libidoverlust
*Gibt es eine homöopathische Arznei oder eine naturheilkundliche Hilfe bei meiner sexuellen Abneigung? Ich bin 45 Jahre und das geht schon einige Jahre so.*

Ja, in der Einzelmittelhomöopathie gibt es Hilfe. Es kommen folgende Mittel in Frage:

Lycopodium – Bärlapp
Platinum – Platin
Sepia – Tintenfisch
Ignatia – Ignatiusbohne

je nach Arzneimittelbild, 5 Globuli in der Verdünnung D30, vorerst zur täglichen Einnahme; ein erfahrener Homöopath sucht die richtige Arznei für Sie aus. Knoten hat mein Arzt getastet. Gibt es Hilfe?

Ich gebe Ihnen ein Rezeptur, welche fast 50 Jahre in meiner Praxis erprobt ist.

Orale Therapie:
Antimast selz Tropfen

- Mastopathie
*Ich leide unter einer Mastopathie, Schmerzen und Schwellung der Brüste beidseitig, auch gutartige*

\+ JUV 110 Globuli
beides nach Anweisung, 6 – 8 Wochen lang.

Injektionstherapie:
1 Ampulle Cimicifuga Homaccord
+ 1 Ampulle Mastopathie cystica Injeel
+ 1 Ampulle Mamma suis Injeel
zusammen aufziehen, i.v. spritzen, 3x/Woche, 3 Wochen lang, später 2x/Woche.

Anschließend:
Horvi-Enzym-C33 liq.
+ Horvi-Enzym-Horvitrigon forte liq.
3x/Tag je 8 Tropfen, im Abstand von 5–10 Minuten auf der Zunge zergehen lassen, nach dem Essen, 2–3 Monate lang.

Lokale Therapie:
Antimast selz Salbe
+ Horvizym Salbe
im Wechsel einreiben

zusätzlich:
Mucokehl D5, morgens 1 Tablette lutschen
+ Nigersan D3 Supp., abends rektal einführen
über 2 – 3 Monate mindestens.

- Milchmangel
  *Ich hatte nach der letzten Geburt Milchmangel. Jetzt bin ich wieder schwanger. Ich bin 28 Jahre alt, die letzte, 1. Geburt, ist 3 Jahre her. Gibt es Hilfe?*

  Reiben Sie 1x/Tag 5 Tropfen Mucokehl D5 auf jeder Brust ein. Trinken Sie Milchbildungstee von Weleda und lutschen Sie Lac caninum D4 + Alfalfa D2 + Rizinus communis im täglichen Wechsel, zu Beginn 4x/Tag je 1 Tablette, später 3x/Tag je 1 Tablette.

- Gebärmutterhalskrebs
  *Ich habe heute die Diagnose Gebärmutterhalskrebs bekommen. Gibt es in der Homöopathie zusätzliche Hilfe?*

  Eine lang erprobte Therapie schlage ich Ihnen vor.

Oral:
Lutschen Sie im täglichen Wechsel je 3x/Tag je 1 Tablette, 8 Wochen lang, von
Hydrastis can. D4
+ Conium maculatum D6
und lassen Sie sich von Ihrem Arzt folgende Spritzenkur verabreichen.

Injektionstherapie:
Rp.
Lymphogranulomatose D30 Amp. V
+ Glandula lymphatica suis Heel Amp. V
+ Ubicinon comp. Heel Amp. V
+ Kohlhernie D30 Amp. V

Chondrosarkonium D30 Amp. V
+ Hepar suis Heel Amp. V
+ Coenzyme comp Heel Amp. V
+ Aqua pluvia Mai 86 D30 (Stauffen) Amp. V

Plasmozytom D30 Amp. V
+ Medulla ossis suis Heel Amp. V
+ Glyoxal Heel Amp. V
+ Bacillinum D30 = Tuberculinum D30 Amp. V

Corpus pinale Heel Amp. V
+ Cortison D30 Amp. V
+ Uterus suis Injeel Amp. V

Lymphograulomatose D200 Amp. V
+ Splen suis Heel Amp. V
+ Ubichinin comp Amp. V

Chondrosarkonium D200 Amp. V
+ Thalamus comp. Heel Amp. V
+ Coenzyme comp Heel Amp. V
+ Carbo animalis D200 Amp. V

Plasmozytom D200 Amp. V
+ Glandula Thymi Amp. V

+ Glyoxal Heel Amp. V
+ Bacillinum D200 = Tuberculinum D200 Amp. V

Cortison D200 Amp. V
+ Uterus suis Injeel Amp. V

(In der Serie 4 + 8 kommt das entsprechende Schwachorgan zum Einsatz, z. B. bei der Diagnose Polyposis coli *Colon suis Injeel*, bei einer Präcancerose der Haut *Cutis suis Injeel.*) Bei Ihrer Diagnose findet Uterus suis Injeel Einsatz.

Diese Arzneien dienen ausschließlich der Immunmodulation.

Diese Spritzen werden im wöchentlichen Wechsel 1x/Woche verabreicht, 4 Jahre lang, dann alle 2 Wochen, später 1x/Monat, insgesamt 6–8 Jahre lang. Es werden die Amp. der Serien von 1–8, jeweils 2–4 Amp., zusammen aufgezogen und supraclaviculär, axillär oder inguinal im wöchentlichen Wechsel gespritzt. Es erfolgen jeweils 4 Einstiche in die **Nähe der Lymphknoten**.

Zum Beispiel:
1. Sitzung: die Injektion erfolgt durch 4 Einstiche supraclaviculär
2. Sitzung: die Injektion erfolgt durch 4 Einstiche axillär
3. Sitzung: die Injektion erfolgt durch 4 Einstiche inguinal

Und wieder von vorne, 1x/Woche, 4 Jahre lang usw.

Eine weitere Empfehlung aus dem naturkundlichen Bereich ist der Einsatz von Anthozym Petrasch fl., dieser Saft soll über längere Zeit getrunken werden.

Die schwarze Säftekur nach F. Viehauser (s. Anhang Seite 145) soll auch über längere Zeit Anwendung finden.

Und eine streng vegetarische Kost soll unbedingt über Jahre eingehalten werden.

Eine einmalige Kur mit THX Frischeextrakt hat den Patienten stets Wohlbefinden und Kraft gegeben (Adressen im Internet).

- Myom Gebärmutter
  *Ich habe ein Myom in der Gebärmutter und möchte nicht operiert werden. Haben Sie ein Rezept für mich?*

  Folgende Therapie habe ich mit gutem Erfolg eingesetzt:

  1. sanum-Therapie
  Mucokehl D4 morgens 1 Kapsel
  Pinikehl D4 mittags 1 Kapsel
  Nigersan D4 abends 1 Kapsel
  täglich über 2 Monate.

  Bei Blutungen:
  Ustilakehl, 1x/Tag 5 – 8 Tropfen.

  Wenn der Erfolg ausbleibt, rate ich zur homöopathischen Behandlung:
  Aurum chloratum D6, 3x/Tag je 1 Tablette, 6 Wochen lang.

  Bei Blutungen, hellrot:
  Phosphorus D200, einmalig 2 Globuli auf die Zunge

  Bei Blutungen, dunkelrot:
  Lachesis D200, 3x 2 Globuli/Tag in ½ Schnapsglas Wasser aufgelöst

  Zusätzlich:
  Metro Adnex Injeel
  \+ Uterus suis Injeel
  je 1 Ampulle 3x/Woche trinken, 2 Monate lang.

  Falls die Blutung nicht steht:
  Cinnamomum Hom (Fa. Heel), 10 Tropfen jede ¼ Stunde (ca. 3 – 4x), bis zum Stillstand.

- Zyklusstörungen
  *Gibt es eine homöopathische Behandlung meiner Zyklusstörungen? Ich bin 35 Jahre und möchte ausschließlich homöopathisch behandelt werden.*

Bei den Komplexmitteln gibt es Agnus castus Ptk. Es wird nach Anweisung genommen oder ersatzweise:
Phönix Cimicifuga spag., ebenso nach Anweisung zur Anwendung bringen.

Beziehungsweise
Agnolyt, morgens 40 Tropfen in Wasser einnehmen, über Monate.

- Drohende Fehlgeburt
*Vor 2 Jahren erlitt ich eine Fehlgeburt, jetzt bin ich wieder schwanger. Kann ich homöopathisch vorsorgen, dass dies in dieser Schwangerschaft nicht passiert?*

Ich empfehle Ihnen eine Nosodentherapie:
Nehmen Sie einmal 2 Globuli Toxoplasmose D200.

Außerdem reiben Sie im täglichen Wechsel jeweils 4 Tropfen/-Tag, von Montag bis Freitag, über dem Brustraum und Nabel ein, zu je 2 Tropfen von
Mucokehl D5
\+ Nigersan D5
\+ Utilin D6

Zusätzlich werden von sanukehl Brucel D6 und sanukehl myc D6, Samstag und Sonntag, im täglichen Wechsel jeweils 2–5 Tropfen über dem Schambein eingerieben, 6 Wochen lang.

Bei Blutungen:
Erigeron D4
\+ Trillium D4
im Wechsel, alle 10 Minuten 1 Tablette

Einzelmittelhomöopathie:

Wenn ein Schreck die Ursache ist:
Aconitum napellus D30, 2 Globuli einmalig.

Wenn es im 3. Monat passiert und wenn Krämpfe vom Unterleib bis in den Rücken ziehen:
Sabina D30, 2 Globuli einmalig.

Bei körperlicher Überanstrengung, Sturz, Unfall, Trauma:
Arnica D30, 2 Globuli einmalig.

Nach Grippe:
Gelsemium D30, 2 Globuli einmalig.

Bei schlimmen Blutungen, zusätzlich zu Erigeron + Trillium oder anstatt:
Cinnamomum Hom. Tropfen, nach Anweisung.

Bei Verlagerung der Gebärmutter:
Sepia D30, 2 Globuli einmalig.

Zusätzlich zum homöopathischen Einzelmittel kommt auch wieder die Nosode zum Einsatz:

Nosodentherapie

Toxoplasmose D200 2 Globuli einmalig einnehmen
+ sanukehl Brucel D6 montags, zuerst 1–2 Tropfen, dann auf 5 Tropfen steigern
+ sanukehl myc D6 freitags, zuerst 1–2 Tropfen, dann auf 5 Tropfen steigern
beides über dem Schambein einreiben.

- Zyste am rechten Eierstock
  *Ich bin 28 Jahre und mein Frauenarzt hat bei mir eine Ovarialcyste rechts festgestellt. Meine Mutter hatte in jungen Jahren auch eine Ovarialcyste, ebenso am rechten Eierstock, und sie wurde damals von einem Homöopathen behandelt; die Cyste bildete sich zurück und kam nie wieder. Können Sie mich auch so behandeln?*

  Folgende Rezeptur kommt zur Anwendung:
  Apis D6, 3x/Tag je 1 Tablette, 6 Wochen lang
  zusätzlich Medorrhinum D200, 1x/Monat 2 Globuli, mindestens 5 Monate lang

  Sollte die Cyste wiederkehren, kommt folgende Therapie zum Einsatz:
  sanum-Therapie
  Notakehl D3 Supp.
  + Nigersan D3 Supp.
  im täglichen Wechsel, 1 Supp./Tag rektal einführen.

sankombi Tropfen
an den Tagen, an denen Nigersan D3 Supp. zur Anwendung kommt, 1x 8 Tropfen/Tag verteilt über beiden Leisten einreiben.

Utilin-S D6
+ Latensin D6
im wöchentlichen Wechsel, 1 Kapsel/Woche, über 3 Monate.

Die Einnahme der sanum-Bakterienpräparate erfolgt auf nüchternen Magen. Danach 4 Stunden nüchtern bleiben. Dies kann entweder mitten in der Nacht geschehen oder anstatt eines Frühstücks oder man wartet, bis ein frühes Abendessen nach 6 Stunden verdaut ist, und schluckt dann die Kapsel vor dem Zubettgehen.

sanukehl myc D6 Tropfen,
alle 2 Tage 5–10 Tropfen in die Ellenbeugen verteilt einreiben, 6–8 Wochen lang.

Eine Anwendung, die immer zum Erfolg führt:
Alle 3–4 Wochen 1 **Cantharidenpflaster** 4cm x 4cm zwischen Nabel und Symphyse anlegen.
Das Pflaster wird aus der Apotheke bezogen und ein Naturarzt sollte es auflegen.

Eine weitere Möglichkeit ist folgende Rezeptur:
Horvi-Enzym-X 44 liq.
+ Horvi-Nukleozym comp. 16 liq.
3x/Tag je 8 Tropfen, im Abstand von 5–10 Minuten auf der Zunge zergehen lassen, vor dem Essen.

- Brustentzündung
*Nach der Geburt meiner Tochter vor 2 Jahren hatte ich eine Brustentzündung. Ich bin 28 Jahre alt. Ich musste Antibiotika einnehmen und habe dann einen Scheidenpilz bekommen. Ich bin wieder schwanger, können Sir mir eine homöopathische Arznei geben, falls die Brustentzündung zurückkommt?*

Folgende Injektion sollte täglich bis zur Besserung zur Anwendung kommen:
1 Ampulle Lachesis D12

\+ 1 Ampulle Pyrogenium D30
\+ 1 Ampulle Echinacea D4
\+ 1 Ampulle Notakehl D5
zusammen aufziehen und i.v. spritzen.

Zusätzlich bis zur Besserung 1 Ampulle i.m. spritzen.

Oral:
Aconitum napellus D30, wenn Kälte gut tut, am 1. Tag 2x/Tag 5 Globuli
anschließend, wenn Wärme lindert
Belladonna D30, einmalig 5 Globuli

Wenn die Notakehl Spritzen nicht mehr nötig sind, werden bis zur Abheilung Notakehl D4 Kapseln 2x/Tag je 1 Kapsel geschluckt.

Quarkumschläge oder Umschläge mit Retterspitzwasser äußerlich helfen auch sehr gut. Auf diese Weise können Sie das Antibiotikum umgehen.

- Mittelschmerz
*Ich leide unter Mittelschmerz zwischen den Perioden. Ich habe Krämpfe, die heftig sind und bis in die Oberschenkel ziehen. Gibt es eine homöopathische Arznei, damit ich meine Schmerztabletten absetzen kann?*

Bei Krämpfen lutschen Sie bitte einmalig 5 Globuli Chamomilla D30, eventuell können Sie diese Gabe bei Bedarf wiederholen.

Sollten Sie Stiche im Unterleib verspüren, dann lutschen Sie 3x/Tag je 1 Tablette Bryonia D6, solange bis Sie nichts mehr spüren.

- Menorrhagie - (zu starke und lange Periodenblutung) *Meine Periode dauert immer 10 Tage und ist viel zu stark. Ich bin 25 Jahre und bitte um Hilfe.*

Lutschen Sie 1–2x/Tag von Erigeron D30 und Millefolium D30 jeweils 5 Globuli in kurzem Abstand bis zum Nachlassen der Blutung.

Zusätzlich sollte alle 10 Minuten 1 Tablette Ustilago D2 bis zur Besserung zum Einsatz kommen.

Eventuell kann zusätzlich Calvakehl D3 (sanum) in Tropfenform angewendet werden: es werden 3x/Tag je 5 Tropfen Calvakehl D3 über dem Schambein eingerieben.

Auch die Horvi-Enzym-Therapie sollte erwähnt werden:
3 Tage vor Beginn der Periode bis Ende der Periode:
3x/Tag je 8 Tropfen folgender Arzneien im Abstand von 5–10 Minuten vor dem Essen auf der Zunge zergehen lassen
Horvi-Enzym-Horvitrigon forte liq.
+ Horvi-Enzym-Russelli forte liq.

# 18. Brustkrebs bei der Frau

Die Diagnose Brustkrebs findet man auch beim Mann, aber viel seltener. Es bieten sich außer der Chemotherapie, Strahlenbehandlung und Hormontherapie auch auf dem naturheilkundlichen Gebiet zahlreiche erprobte Therapien an. Zunächst ein Wort zur Ernährung. Die stark fettreiche und eiweißhaltige Ernährung stellt ein Risikofaktor dar. In den westlichen Ländern ist das Brustkrebsrisiko wesentlich höher als z. B. in Asien. In den westlichen Industrieländern ist die Ernährung hochkalorisch gegenüber der fettarmen, kohlenhydratreichen Ernährung in Japan.

Und nun zu einzelnen Lebensmitteln, die wirklich krebshemmend wirken.

Ganz wichtig: die Milchsäuren als Vorbeugemittel: „konsequente Einhaltung von Milchsäuregärungsprodukten in die tägliche Nahrung bewirkt nicht nur das Fernbleiben von Tumoren bei Gesunden, sondern hilft Krebsgeschwulste abbauen". Dr. F. Kuhl.

Die razemische Milchsäure, welche sich aus L(+)- + D(-)-Milchsäure zusammensetzt, ist in eingesäuertem Gemüse wie saure Bohnen, Sauerkraut und in Sauermilch enthalten.

E. Strauss gelang es, seit 1967 mit täglich 12–14g razemischer Milchsäure 65 inkurable Krebskranke zum Teil bis zu 10 Jahren und länger am Leben zu erhalten.

Der erste, der Milchsäure therapeutisch bei Krebs anwendete, war der russische Arzt Efimov in Orenburg, der bei einer alten Frau ein Sarkom des Unterkiefers innerhalb eines halben Jahres auf 1/3 zurückbrachte. Er setzte Milchsäure äußerlich und innerlich ein.

Milchsäureprodukte, täglich eingesetzt, verhindern Tumore, hemmen das Wachstum und helfen Rückfälle zu verhindern.

Eine weitere Milchsäure, die rechtsdrehende Milchsäure, welche bei Muskelarbeit wie beim Sport oder z. B. Gartenarbeit entsteht, ist ebenso für die Zellatmung ganz wichtig.

**Rote-Bete, betula vulgaris:** P.G. Seeger und Schacht konnten in der Forschungsstelle für Krebsforschung der Charité Berlin mit Hilfe elektrochemischer Zellatmungsmessungen nachweisen, dass „der Saft von Roten Rüben die Atmung von Tumorzellen 400 bis 500 % aktivieren. In Kombination mit anderen Atmungsaktivatoren war sogar eine 1 250-fache Aktivierung zu erzielen. 1 Liter Rote-Bete-Saft liefert 1000 Gamma aktiven Sauerstoff". Die Flavonide, der hohe Mineralstoffgehalt und die B-Vitamine wirken potenzierend.

Man kann den Rote-Bete-Saft täglich trinken, ca. $^1/_2$–1 Liter, oder aber als Kombinationspräparat Anthozym Petrasch zu sich nehmen. Dieses Präparat enthält ein Konzentrat aus Rote-Rübensaft, Rechtsmilchsäure, Ferro L(+)-Lactat, Calcium-L(+)-Lactat, Ascorbinsäure und einiges mehr. Wenn Sie die Roten Beete essen wollen, achten Sie darauf, dass Sie etwa 1 kg pro Tag verzehren. Erfolge liegen weltweit vor.

Wie Rote-Bete bewirkt die **Heidelbeere** eine Atmungsaktivierung. Der Anthozyanfarbstoff ist hierbei verantwortlich. Es handelt sich um das Myrtillidin.

Auch **Holunder** ist ein Antikrebsmittel. Es handelt sich hierbei um den Farbstoff Sambucin. Holundersaft und schwarzer Johannisbeersaft haben einen extrem hohen Vitamin C Gehalt.

**Oenidin**, der Farbstoff des Rotweins, bewirkt auch eine Atmungsaktivierung der Krebszelle, außerdem das Anthozyan Idain in der Brombeere, weiterhin das Zyanidin in der Preiselbeere und Kirsche. Auch dem violetten Stiefmütterchen mit dem Farbstoff Delphinidin wird eine antikanzerogene Eigenschaft zugeschrieben, vor allem der wild wachsenden Blume.

**Erdbeeren und Himbeeren** hemmen das Wachstum des Krebses durch die in beiden Beeren enthaltene Ellagsäure. Diese Säure wirkt stark hemmend auf die beiden für die Bildung neuer Blutgefäße wichtigsten Wachstumsfaktoren (VEGF + PGEF). Die Wirkung erfolgt durch Unterbindung der Angiogenese.

F. Viehauser, HP, empfiehlt Patienten, die an Krebs leiden oder sich vor Krebs schützen wollen, eine Schwarze-Säfte-Kur (s. Anhang Seite 145), um täglich etwas Abwechslung bieten zu können.

Die Angiogenese wird auch durch weitere Lebensmittel, die als Medikamente dienen können, blockiert und zwar durch die **Soja**. Bei Brust- und Prostatakrebs spielt Soja eine wichtige Rolle, die Soja-Oestrogene wirken nach dem gleichen Prinzip wie Tamoxifen. Soja kann in verschiedenen Formen wie z. B. als Sojasprossen, Sojabohnen, Sojapudding oder Sojajoghurt verzehrt werden.

Und ganz wichtig ist bei der Hemmung der Angiogenese der **Grüne Tee**. Das EGCG, ein Katechin, ist der bedeutendste Inhaltsstoff von grünem Tee. Dies wurde von Richard Béliveau in Montreal getestet. Das Wachstum von Krebszellen wurde stark verlangsamt. Es empfiehlt sich, grünen Tee während der Strahlentherapie zu trinken. Die Nebenwirkungen werden dadurch abgeschwächt.

Ein weiterer Stoff, welcher die Thymusdrüse aktiviert, ist das **Beta-Carotin**. Beta-Carotin ist in Karotten enthalten, außerdem in grünem Blattgemüse.

Es gibt auch **Pilze**, die das Krebswachstum beinahe völleig stoppen. Es sind Shiitake, Maitake, Kawaratake, Enokitak und Seitlinge. Die Pilze enthalten Lentinan und wurden bei Brustkrebs, Magenkrebs und Dickdarmkrebs an der Universität Kyushu erfolgreich getestet.

**Curcuma**, z. B. als Kurcumapulver, wirkt dem Wachstum von Krebstumoren stark entgegen und zwar durch seine stark entzündungshemmende Wirkung. Das Molekül Curcumin ist dafür verantwortlich.

**Granatapfelsaft** sollte bei Prostatakrebs getrunken werden.

**Zitrusfrüchte** enthalten entzündungshemmende Flavonoide, auch wird die Entgiftung über die Leber angeregt.

**Schwarze Schokolade** (über 70% Kakaoanteil) bremst das Wachstum von Krebszellen und hemmt die Angiogenese. 20–30 g/Tag reichen aus.

**Vitamin B1** hindert die Krebszelle am Wachstum. Im Vollkornbrot ist Vitamin B1 enthalten, natürlich auch in Rohgetreide. Fabrikzucker (alle Arten) verhindern im Körper die Aufnahme von Vitamin B1.

**Vitamin B2** hemmt ebenso die Krebszellen im Wachstum und ist in Bierhefe und Fisch enthalten.

**Vitamin C, Ascorbinsäure:** Krebskranke haben fast immer Mangel an Vitamin C. Durch Vitamin C wird die Nitrosaminbildung gestoppt. Nitrosamin wirkt krebsfördernd.

Die krebshemmende Wirkung von Vitamin C ist mehrfach untersucht worden, z. B. von Prof. Schmähl im Deutschen Krebsforschungszentrum Heidelberg und Prof. S. Wasser-Theilsmoller, Albert-Einstein-Hochschule in New York.

**Vitamin D**, in Fisch und Lebertran enthalten, kann helfen, Darmkrebs zu verhüten. Aal und Lachs sind reich an Vitamin D.

**Vitamin E** verhindert die Nitrosaminbildung im Magen und ist im Weizenkeimling enthalten, außerdem in Olivenöl, Sonnenblumenöl und Rapsöl.

Auch den **Mineralstoffen**, wie Chrom, Kupfer, Eisen, Magnesium und Selen, wird eine krebshemmende Wirkung zugesprochen.

Die Wirkung von Vitaminen, Mineralstoffen und Enzymen zusammen ist wichtig, nicht so sehr die Wirkung eines Minerals oder Vitamins allein. Im Apfel z. B. wirken auch alle Stoffe zusammen.

**Omega-3-Fettsäuren** sind in fettem Fisch (Sardinen, Lachs und Makrelen) vorhanden. Sie wirken entzündungshemmend und verlangsamen das Wachstum von Tumoren. Auch die Metastasenbildung wird gebremst.

**Leinsamen** enthält pflanzliche Omega-3-Fettsäuren und sollte immer wieder auf dem Speiseplan stehen.

# Erprobte ganzheitliche Therapien zur Immunmodulation bei Brustkrebs

Voranstellen möchte ich eine Basistherapie bei schweren Erkrankungen, es handelt ich um die Ableitung auf den Darm. Der Naturarzt Dr. Aschner ist der Begründer verschiedener Aus- bzw. Ableitungsverfahren wie z. B. Blutegel setzen, Aderlass und Schröpfen. Er weist auf die schlimmen Folgen chronischer Obstipation mit größtem Nachdruck hin. Chronische Verstopfung ist oft die Ursache von Hochdruck, Migräne, klimakterische Beschwerden, Gallensteinerkrankungen und Leberentzündung. Wenn Überreste der Nahrung stets 3–4 Tage im Dickdarm verweilen, besteht auch ein großes Risiko an Krebs zu erkranken. Es gibt fast keinen Dünndarmkrebs, die Gefahr an Dickdarmkrebs zu erkranken ist dagegen 36 mal größer. Der rasche Durchlauf der Nahrung durch den 7 Meter langen Dünndarm ist dabei ausschlaggebend. Im viel kürzeren Dickdarm verweilen die Reste der Nahrung sehr viel länger. Ein rascher Durchtransport der Nahrungsreste im Dickdarm muss erzielt werden. Das Purgieren, die Ableitung auf den Darm sind heute genauso wichtig wie früher. Folgende Mittel sind dazu geeignet: Vollkornbrot, Rohgetreide, Salate, Naturreis, Gemüse, Leinsamen, Sauerkraut und -saft usw. Die Darmflora wird dadurch auch saniert. Sauermilch, Kefir, Sauerkraut, saure Bohnen und andere eingesäuerte Gemüse müssen gegessen werden. Dass unsere Vorfahren weniger und meist erst in höherem Alter an Krebs erkrankten, schreibt man dem häufigen Verzehr von eingesäuertem Gemüse im Winter zu, da es noch keine Kühlschränke gab.

# Ergänzende Therapien

## Die moderate Ganzkörperhyperthermie (Fiebertherapie)

Bei der moderaten Ganzkörperhyperthermie wird der Körper des Patienten im Fieberbett auf 39–41°C aufgeheizt. Wenn die Körpertemperatur nicht weiter ansteigt, der Höhepunkt des Fiebers erreicht ist, dann wartet man ca. 1 Stunde und schaltet anschließend das Gerät aus. Die Temperatur geht dann wieder zurück. Dieses Verfahren ist stark immunstimulierend und wird in der Biomed-Klinik in Bad-Bergzabern durchgeführt.

## Vitamin C zur Immunmodulation: Vorsorge

Bei entsprechender genetischer Belastung empfiehlt es sich 2x/Jahr eine Serie von Vitamin C Infusionen 4 Wochen lang 3x/Woche zu verabreichen. Nach Harald Krebs soll die Dosis in der 1. Woche 200 ml NaCl + 15 g Vitamin C betragen, in der 2. Woche 400 ml NaCl + 30 g Vitamin C, in der 3. und 4. Woche ebenso 400 ml NaC + 30 g Vitamin C. Ich habe, wie Harald Krebs empfiehlt, nach jeder Vitamin C Gabe, sobald 15 g überschritten wurden, 1 Amp. Ubichinon comp. i.m. gespritzt. Die Erfolge waren sehr gut.

Bei bestehendem Tumor geht Harald Krebs in der Dosierung von Vitamin C sehr viel höher, damit habe ich selbst keine Erfahrung gesammelt.

## Thymustherapie mit THX-Frischextract nach Dr. Sandberg

Es handelt sich hierbei um eine Behandlung mit einem Drüsenextract aus frischem Bries. Die Kälber sind etwa 12 Wochen alt. Der Extract wird aus der entnommenen Thymusdrüse zubereitet.

Dieser Frischextract muss im Kühlschrank bei 2–4° Celsius aufbewahrt werden. Er darf nicht gefrieren.

Die Thymustherapie wird eingesetzt bei Neoplasien, Immunschwäche, Allergien, Rekonvaleszenz und rheumatischen Erkrankungen. Meist spritzt man 90 ml i.m. oder s.c., auf 20 Injektionen verteilt, jeweils von Montag bis Freitag. Eine Wochenendpause sollte eingehalten werden.

Die Thymustherapie ist sehr gut mit anderen Naturheilverfahren kombinierbar.

## Kur mit PPX-Frischextract (Peyer'sche Plaques)

Die Peyer'schen Plaques befinden sich im Dünndarm und bestehen aus lymphatischem Gewebe. Der größte Teil der Abwehrzellen befindet sich dort.

PPX-Frischextract ist eine Arznei zur Stärkung der Abwehr; es handelt sich um ein Präparat aus Kälbern. Die T-Lymphozyten werden stimuliert.

Sehr gute Erfolge hatte ich auch bei gestörter Rekonvaleszenz nach Virusinfekt oder sonstiger schwerer Erkrankung. Ich habe PPX-Frischextract oftmals eingesetzt, wenn die Ursache der Erkrankung im Darm zu suchen war, auch bei schwerer, rezidivierender Candidamykose.

Bei der Behandlung werden 2–3x/Woche je 2,5 ml PPX s.c. oder i.m. verabreicht, insgesamt 15x. Nach kurzer Zeit spürt der Patient die Besserung, die dann etwa 10 Monate anhält.

## Kur mit Placenta-Frischextract

Die Placenta ist ein sehr stark durchblutetes Organ, eines der gefäßreichsten überhaupt im Organismus. Die Behandlung mit Placenta-Frischextract dient deshalb auch der Durchblutung.

Ebenso aktiviert diese Arznei die körpereigene Abwehr; die Placenta ist reich an Vitaminen.

Ich habe in meiner fast 40-jährigen Praxiszeit Alterungsprozesse, Krebsleiden, Gefäßkrankheiten, Depressionen und Immunschwäche damit erfolgreich behandelt.

Üblicherweise werden je 2 ml in 10 Sitzungen i.m. oder s.c. verabreicht, täglich von Montag bis Freitag, Samstag und Sonntag ist Wochenendpause. Auffrischungen können nach 3 Wochen etwa begonnen werden: 1x 2 ml alle 2–3 Wochen.

## Die Misteltherapie

Durch die Misteltherapie werden die Abwehrzellen, die Lymphozyten, Plasmazellen und Mastzellen, welche das Tumorwachstum hemmen, vermehrt. Die Menge geht parallel mit der Menge der verabreichten Mistelpräparate. Rudolf Steiner entdeckte die Mistel als Krebstherapeuticum. Später forschte P. G. Seeger über die Geschwulstabwehr von Viscum album. Die Krebszelle wird vernichtet, eine bindegewebige Abkapselung erfolgt. Sowohl bei Präcancerosen, bestehenden Tumoren und Metastasen hat in meiner Praxis die Mistel gut geholfen. Rezidive und Metastasen konnten verhindert werden. Ein weit verbreitetes Mistelpräparat ist Iscador, erhältlich als Iscador M, P, Q und U. M steht für Apfelbaum, P für Kiefer, Q für Eiche und U für Ulme.

Ein weiteres Mistelpräparat ist Helixor A von der Tanne, Helixor M vom Apfelbaum und P von der Kiefer. Damit habe ich selbst viele Erfahrungen gesammelt.

- **Helixor A** – Tannenmistel – ist gut geeignet, wenn die Patienten gleichzeitig Bestrahlung und Chemotherapie bekommen, wenn sie allergisch sind, wenn sie andere Mistelpräparate nicht vertragen und schon sehr reduciert sind, was ihren Allgemeinzustand betrifft.
  Helixor A ist indiciert bei Hirntumoren, auch Hirnmetastasen, HNO Tumoren, Schilddrüsentumoren, Bronchial- und Prostatacarcinom.

- **Helixor M** – Apfelbaummistel – ist besonders geeignet bei Unterleibstumoren und Magen-, Darm-, Leber- und Pankreastumoren, außerdem bei Harnblasencarcinom und Mamma-Carcinom.

- **Helixor P** – Kiefermistel – hat sich bewährt bei schlechtem Ansprechen auf die anderen Mistelsorten, bei fortgeschrittenen, metastasierenden Tumoren, ansonsten bei Hautkrebs (M.M., Spinaliom, Basaliom etc.), bei Sarkomen, Nierencarcinom, Hodentumoren und Mamma-Carcinom.

# Ozon als Prophylaxe und zur Therapie bei malignen Erkrankungen

Ozon ($O_3$) ist Sauerstoff in „aktivierter" Form, bei seinem Zerfall entsteht „Sauerstoff in statu nascendi". Dieser ist sehr reaktionsfreudig und wird medizinisch bei Krebs sowohl zur Vorsorge als auch zur Behandlung und Nachbehandlung eingesetzt. Es geht hierbei um eine Reiztherapie. Es gibt verschiedene Anwendungen, z. B. die Beutelbegasung bei Ulcus cruris, Ekzem, Mykosen, bakteriellen Infektionen, dann gibt es das ozonierte Olivenöl als Antimykotikum und zur Wundbehandlung bei Brandwunden geeignet etc., weiterhin gibt es das Ozonwasser für Vaginalspülungen bei Mykosen und sonstigen Infektionen und für Blasenspülungen, zum Gurgeln bei Infektionen im Mund, zum Trinken bei Colitis, außerdem gibt es die intracutane und intramuskuläre Injektion. Die „kleine Eigenblutbehandlung" ist hauptsächlich zur Umstimmung geeignet. Dabei wird Ozon mit Blut verschüttelt (ca. 10 Sek.) und anschließend in den Gesäßmuskel reinjiziert.

## „Große Eigenbluttherapie" nach Wolff

Die „Große Eigenbluttherapie" nach Wolff wird hauptsächlich bei Krebs eingesetzt.

Die Durchführung der „Großen Eigenblutbehandlung" nach Wolff:

Aus der Armvene werden 100–120 ml Blut in eine Vakuum-Flasche entnommen. Man gibt 10 ml Natriumcitrat dazu, um das Blut ungerinnbar zu machen, dann kommt das Ozongas dazu, die Menge richtet sich nach dem Krankheitsbild. Das Ozon-Blutgemisch wird verschüttelt bis das Blut hellrot ist. Es wird dann sofort reinfundiert. Als Prophylaxe gegen Herzinfarkt, Schlaganfall, Thrombose, Hörsturz usw. wählen wir eine Dosis zwischen 1 000–3 000 µg. 2x/Woche wird die „Große Eigenblutbehandlung" durchgeführt, insgesamt meist 10x, dies 2x/Jahr. Es kommt auf die Konstitution des Patienten an und ist abhängig vom Krankheitsgeschehen.

### Wirkungsmechanismus

Bei allen Ozonanwendungen erfolgt eine Umstimmung durch den Reiz, der gesetzt wird, dadurch, dass Blut ins Gewebe gegeben wird, entweder subcutan, intramuskulär, etc.

Ozon hilft bei Arteriosklerose, Hypertonie, erniedrigten Sauerstoffwerten, KHK, Zustand nach Herzinfarkt, Durchblutungsstörungen jeder Art (Migräne, Hörsturz, Netzhautschäden), und sogenanntes dickes Blut, bedingt durch Vermehrung der roten Blutkörperchen, wird wieder flüssiger. Durch Ozon erfolgt eine Verbesserung der Beweglichkeit der Erythrozyten, eine Erhöhung der elektrischen Ladung roter Blutkörperchen, eine Senkung des Hämatokritwertes. Die Erythrozytenzusammenballung wird verringert, bei der Dunkelfeldmikroskopie sieht man, wie sich die Geldrollenbildungen der Erys nach Ozongaben auflösen, der Organismus wird wieder besser mit Sauerstoff versorgt. Der pO2 in den Arterien steigt an, in den Venen sinkt dieser ab. Das Fibrinogen wird verringert, die Thombozystose verschwindet, die Thrombozytenaggregation wird aufgelöst, kurz: die Fließeigenschaft des Blutes wird optimiert, dadurch wird die Sauerstoffutilisation verbessert, der Übersäuerung des Gewebes wird entgegengewirkt, der ph-Wert steigt wieder an, die Blutzirkulation in den kleinen Gefäßen wird verbessert, Netzhautschäden und Nierenerkrankungen wird vorgebeugt.

Ganz wichtig: Ozon wirkt dem Gärungsstoffwechsel entgegen, was bei Krebs ganz entscheidend ist.

## Die Hämatogene Oxydationstherapie (HOT)

Bei der Hämatogenen Oxydationstherapie (HOT) wird aus der Armvene 60–100 ml Blut entnommen, dies wird ungerinnbar gemacht. Durch Zugabe von medizinischem Sauerstoff entsteht eine Aufschäumung des Blutes, dies wird dann etwa 10 Minuten lang an einer Quecksilberlampe vorbeigeleitet. Die Aufschäumung dient der Oberflächenvergrößerung der einzelnen Erys und damit der besseren

Sauerstoffaufnahme. Danach erfolgt die Reinfusion von etwa 10 Minuten. Insgesamt dauert die Behandlung 30–40 Minuten. Dies findet 1–3x/Woche statt. Eine Serie HOT bedeutet ungefähr 8 Sitzungen, 2x/Jahr, meist im Frühjahr und Herbst kommen die Serien zum Einsatz. Dies gilt, wenn es sich um Prophylaxen von Erkrankungen handelt. Bei bestehenden Krankheiten richtet sich die Dosierung nach der Art der Erkrankung und auch der Konstitution des Patienten.

Sauerstoffmangelzustände werden bei der HOT sowie bei der Ozonbehandlung therapiert, die Verbesserung der Fließeigenschaft des Blutes ist mit der durch Ozongabe vergleichbar. Ich habe in meiner Praxis bei chronischen Erkrankungen und Zirkulationsstörungen der kleinen Gefäße (Netzhaut, Niere) dem HOT den Vorzug gegeben, ebenso bei Migräne.

In akuten Fällen, wenn es mehr um die großen Gefäße ging, habe ich eine Serie Ozon angesetzt. Bei dickem Blut und Stoffwechselentgleisungen – erhöhte Lipidwerte und Blutzuckeranstieg – bringen bei Therapien gute Erfolge.

Und das Wichtigste: Auch die HOT wirkt dem Gärungsstoffwechsel bei der Krebskrankheit entgegen.

## Sanum-Therapie

Die Behandlung mit sanum Arzneimitteln geht auf Prof. Enderlein zurück, er lebte zu Beginn des 20. Jahrhunderts. Er beschrieb, dass im Blut Mikroben existieren – durch die Dunkelfeldmikroskopie sichtbar gemacht –, welche am Immunsystem beteiligt sind und vor allem für die Durchblutung, den Blutfluss verantwortlich sind. Nach Prof. Enderlein ist das Milieu ausschlaggebend, ob ein Organismus Selbstheilungskräfte entwickeln kann, die dann die Krankheit besiegen oder nicht. Ein ausgewogenes Säure-Basengleichgewicht ist für einen gesunden Organismus unentbehrlich, Schwankungen des ph-Wertes im Blut in den alkalischen Bereich haben im Gewebe eine massive Übersäuerung zur Folge, diese fördert alle Zivilisationskrankheiten wie Rheuma, Diabetes mellitus, Hypertonie, Parodontose, chron. rez.

Infekte, usw. Die Ursache für die Übersäuerung ist in der Eiweißmast zu suchen, außerdem ist der hohe Zuckerkonsum und der hohe Anteil an Weißmehl dafür verantwortlich. Eiweißreduzierung und Einschränkung von Zucker und Weißmehl tragen viel dazu bei, den gestörten Stoffwechsel wieder in Ordnung zu bringen.

Die Sanum-Therapie ist eine Milieu- und Regulationstherapie. Zur Wiederherstellung des intakten Säure-Basengleichgewichts hat die sanum-Therapie 3 Präparate.

Zuerst möchte ich **alkala „N"** nennen, es handelt sich um ein Basenpräparat, was die Übersäuerung zusammen mit der Ernährungsumstellung ausgleichen soll. Sobald die Ernährung beim Patient dann erfolgreich umgestellt ist, versuche ich alkala „N" abzusetzen. Alkala „N" ist ein Pulver, es ist auch als alkala T (Tabl.) in der Apotheke zu beziehen.

Ein weiteres Mittel gegen die Übersäuerung ist **sanuvis**, welches Acidum L(+)-lacticum in verschiedenen Potenzen beinhaltet, es sind niedere Potenzen D4 + D6, als mittlere Potenz D12 und auch 2 hohe Potenzen D30 + D200 zur Ausleitung toxischer Milchsäure enthalten. Sanuvis habe ich in meiner Praxistätigkeit häufig eingesetzt, die Fließeigenschaft vom Blut wird verbessert, es wirkt der Alkalose des Blutes entgegen. Sanuvis ist als Tropfen, Tabletten, Salbe und in Ampullenform in Apotheken erhältlich.

Störungen im Säure-Basehaushalt können auch erfolgreich mit **Citrokehl**, der Zitronensäure in verschiedenen Potenzen behandelt werden. Es ist für die Zellatmung ein sehr gutes Präparat. Dies ist in Ampullen, Tropfen und Tabl. erhältlich.

Weitere wichtige Arzneien zur Verhütung bzw. Heilung von Krebs sind:

**Mucokehl** in verschiedenen Verdünnungen als Kapseln, Tabletten, Suppositorien, Ampullen, Tropfen oder Salben in der Apotheke erhältlich. Der Wirkstoff ist Mucor racemosus. Chronische Entzündungen, Präcancerose und chronische Schmerzen werden beeinflußt, vor allem spastischer Art.

**Nigersan** ebenso als Tropfen, Tabletten, Kapseln, Suppositorien oder in Ampullenform erhältlich. Der Wirkstoff ist Aspergillus niger (ein Schimmelpilz). Krebse, die aus der tuberkulinen Konstitution entstehen, werden positiv beeinflußt, ebenso Myome, Zysten und Adenome. Das Feuer des tuberkulinischen Miasmas wird abgeschwächt.

**Utilin-S D6** – Wirkstoff Mycobacterium phlei D6 – ist in Kapseln, Suppositorien und als Ampullen in der Apotheke erhältlich. Utilin-S D4/D6 wirkt stark immunmodulierend.

**Arthrokehlan „U" D6** – Corynebacterium sp. D6 – gibt es als Tropfen und in Ampullenform. Dieses Präparat wird zur anticarcinomatösen Therapie eingesetzt. Es moduliert die Abwehr nachhaltig.

## Therapievorschlag Sanum-Therapie

8-wöchige Kur, 1x/Jahr, sowohl bei Präcancerosen als auch bei bestehendem Tumor

1. Woche:
1 ml Mucokehl D5
+ 1 ml Nigersan D5
+ 1 ml Utilin D6
+ 2 ml sanuvis
+ 1 ml cAMP D12
+ 1 ml Cystein Injeel
zusammen aufziehen, i.m. spritzen, 1x/Woche

2. bis 4. Woche:
1 ml Mucokehl D5
+ 1 ml Nigersan D5
+ 1 ml Utilin D6
+ 2 ml sanuvis
+ 1 ml cAMP D8
+ 1 ml Cystein Injeel
zusammen aufziehen, i.m. spritzen, 1x/Woche

5. bis 8. Woche:
1 ml Mucokehl D5
+ 1 ml Nigersan D5

+ 1 ml Utilin D4
+ 2 ml sanuvis
+ 1 ml cAMP D6
+ 1 ml Cystein Injeel
zusammen aufziehen, i.m. spritzen, 1x/Woche

*Zusätzlich* und separat wird i.m. injiziert:

in der 1. Woche:
1 ml Utilin-S D6 (Holomed)

danach alle 3 Wochen (insgesamt 3x):
1 ml Utilin-S D4 (Holomed)

cAMP D8, D12, D30 wird zur Aktivierung von Enzymsystemen eingesetzt.

Cystein Injeel wird allgemein zur Entgiftung und bei Leberschäden eingesetzt.

## Die Horvi Enzym-Therapie

Dr. Waldemar Giesing gelang durch seine Forschung, die Enteiweißung tierischer Rohgifte von Schlangen, Spinnen, Kröten, Salamandern und Skorpionen. Es handelt sich um eine Enzym-Therapie. Trotz Enteiweißung wirkt dieser Enzym-Komplex ohne Einbußen, in der Naturmedizin hat man damit gute Erfolge, sogar dann, wenn andere Heilmethoden versagen. Die Erfolge mit der Horvi-Enzym Therapie sind verblüffend, es werden körpereigene Heilkräfte angestoßen sowie echte Heilungen in Gang gesetzt. Diese Therapie ist sehr gut mit der Homöopathie und sanum-Therapie kombinierbar. Auch die Bachblütentherapie eignet sich gut zur Kombination. Diese Heilmethode kann sowohl als Prophylaxe als auch bei akuten Erkrankungen und zur Nachsorge eingesetzt werden.

Zur Krebsprophylaxe, bei bestehender Präcancerose, habe ich folgende Mischspritze mit bestem Erfolg eingesetzt. Anfangs habe ich Horvi C33 + Horvi C300 je 2 Ampullen im täglichen Wechsel i.m. gespritzt und jedesmal getrennt zusätzlich 1 Ampulle Horvitrigon forte i.m. Bei Besserung nach einigen Wochen – Monaten konnten die

Zeitabstände zwischen den einzelnen Injektionen verlängert werden, je nach Entwicklung.

Bei bestehendem Tumor bieten sich weitere Horvi-Präparate an, die Erfolge waren verblüffend. Ein erfahrener Horvi-Therapeut wird die jeweils passenden Arzneien herausfinden.

Weiterhin verdient das proteolytische Enzympräparat Wobe-mugos erwähnt zu werden. Die Wirkstoffe sind Trypsin, Chymotrypsin, Papain etc. Diese lösen pathogene Eiweiße auf.

Polyerga beeinflußt den Gärungsstoffwechsel bei Krebs positiv. Diese Stoffgruppe besteht aus Polypeptiden.

## Präparate der Firma vitOrgan

Neydil Nr. 66 ST II muss in diesem Zusammenhang unbedingt erwähnt werden. Es handelt sich um ein Organpräparat, welches Thymus, Placenta, Leber und einige Organe mehr enthält. Es dient der Immunmodulation und der Entgiftung.

Auch Neythymun Nr. 29 fk Stärke II ist sehr hilfreich bei Krebs, es ist ein Thymuspräparat und wirkt stark immunmodulierend. Bei weit forgeschrittenen Carcinomen habe ich oftmals zusätzlich **Neyfegan Nr. 26 D7** eingesetzt. Es ist ein Leberpräparat und dient der Entgiftung. Die Präparate von Vitorgan werden s.c. oder i.m. gespritzt. Man kann diese untereinander mischen. Die Erfolge waren stets sehr gut. Es handelt sich bei dieser Behandlung nicht um Frischzellen, sondern nur um Zellinhalte, die gespritzt werden. Es ist kaum noch Eiweiß nachzuweisen, dadurch, dass die Zellhülle nicht zum Einsatz kommt. Aus diesem Grund ist das Risiko eines anaphylaktischen Schocks äußerst gering. Die Verträglichkeit ist sehr gut.

## Bachblüten

Und genau hier in diesem Kapitel müssen auch die Bachblüten ihren Einsatz finden (vollständige Liste im Anhang ab Seite 150).

Hier biete ich Ihnen eine Übersicht zu den einzelnen Blüten, welche bei Angst vor Krebs, bei Präcancerose und bei entstehenden Tumoren helfen.

- **Mimulus** – gefleckte Gauklerblume – diese Blüte hilft Menschen in Angstsituationen, wenn sie sagen können, wovor sie Angst haben, z. B. vor dem Gespräch mit dem Arzt, vor dem Leiden, welches die Krankheit mit sich bringt, vor dem Sterben etc. Wenn diese Menschen die Blüte Mimulus bekommen, werden sie ruhiger und gelassener.

- **Aspen** – Zitterpappel – auch dies ist eine sogenannte Angstblüte und ist für Menschen geeignet, welche unter allgemeiner, oftmals unerklärlicher Angst leiden. Sie können ihre Angst oft nicht benennen, es besteht kein konkreter Anlass. Allgemeine Zukunftsangst ist oft das Thema. Aspen wirkt diesem Gefühl der Unsicherheit entgegen, die Menschen werden sicherer. Ich habe diese beiden Mittel bei Krebspatienten oftmals kombiniert und sehr gute Erfolge gehabt.

- **Rock Rose** – gelbes Sonnenröschen – hilft Panikattacken oder panikartige Zustände überwinden. Menschen, die durch schlimme Nachrichten oder unangenehme Erlebnisse oder z. B. in einer Prüfungssituation in Panik geraten, total ausrasten und durchdrehen, wieder einen klaren Kopf zu bekommen. Rock Rose gehört zu den Angstblüten und wird eingesetzt, wenn die anderen Blüten wie Aspen und Mimulus nicht passend sind, weil der Zustand zu heftig, zu panikartig ist. In einem solchen Fall ist oft Rock Rose das Typenmittel und bringt Erleichterung. Bach hat selbst Rock Rose als Notfall-Mittel eingesetzt, bevor er es mit anderen Blüten im Laufe seines Lebens kombinierte. Heute sind in den Notfalltropfen (Rescue Remedy) 5 Blüten beinhaltet (Cherry Plum, Clematis, Impatiens, Star of Bethlehem und Rock Rose). Wenn nun panikartige Zustände immer wiederkehren oder über einen längeren Zeitraum anhalten, dann reagiert der Patient oft mit hohem Blutdruck und weiteren körperlichen Symptomen. In diesen Fällen hilft Rock Rose. Ich habe es über Jahrzehnte mit bestem Erfolg eingesetzt.

- **Cherry Plum** – die Kirschpflaume – diese ist für Patienten geeignet, die unter großem seelischen Druck stehen, die stets kurz vor dem Durchdrehen sind. Diese haben das Gefühl, jeden Augenblick zu explodieren, die Kontrolle über sich zu verlieren. Loslassen müssen solche Personen lernen.
  Wenn ein Mensch emotional immer unter Druck steht, bekommt er oft einen hohen Blutdruck, manchmal kommt es dabei sogar zu Blutdruckkrisen und drohendem Schlaganfall. Wenn derart veranlagte Menschen mit der Bachblüte Cherry Plum behandelt werden, werden sie wieder gelassener, ihr Gefäßsystem steht nicht mehr unter einem solch hohen Druck. Diese Blüte hilft den Krebspatienten, wenn sie unter panikartiger Angst leiden und kurz vor dem Durchdrehen sind.

- **Olive** – Olivenbaum – ist für Menschen geeignet, die an psychischer und körperlicher Erschöpfung leiden, meist an beiden. Bei allen Schwächezuständen wird es eingesetzt und hilft prompt. Natürlich muss sich der Mensch auch die nötigen Ruhepausen gönnen. Bei Herzschwäche, worüber die Krebspatienten oftmals klagten, ließ ich die Tropfen über der Herzgegend einreiben, meist 4 x 4 Tropfen vom Einnahmefläschchen oder bei Bedarf 1 Tropfen pur aus der Stock Bottle.

- **Agrimony** – Odermenning – auch diese Blüte wird gerade bei der Krebskrankheit oftmals gebraucht. Es hilft Menschen, die diese schlimme Diagnose nicht wahrhaben wollen, die sie zu verdrängen versuchen. Die Patienten werden mutiger, sie stellen sich den Konflikten. Es hilft auch bei Schmerzzuständen, der bekannte Bachblütentherapeut Götz Blome rät diese Essenz zusammen mit den Notfalltropfen zu mischen und bei Schmerzen einzusetzen.

- **Larch** – Lärche – diese Blüte ist gut für Menschen, die unter mangelndem Selbstvertrauen, Minderwertigkeitsgefühlen leiden. Die Diagnose Krebs erhöht bei ihnen den Mangel an Selbstvertrauen. Wenn die Patienten diese Blüte bekommen, werden sie selbstsicherer und können ihre Krankheit besser verkraften.

- **Willow** – Weide – diese Blüte ist für Menschen geeignet, welche mit dem Schicksal hadern. Sie sind verbittert. Sie glauben, dass sie dieses Schicksal keinesfalls verdient haben. Willow macht die Menschen gelassener und versöhnlicher, sie nehmen ihr Schicksal besser an.
- **Mustard** – Wilder Senf – hilft Menschen, die in eine Depression verfallen sind, sie sind sehr schwermütig, meist von Natur aus. Sie haben an nichts mehr Freude. Mustard baut den Pessimismus ab, die depressive Gemütslage schwindet mit der Zeit, die Menschen können sich langsam wieder freuen. Es empfiehlt sich manchmal Mustard mit Star of Bethlehem – Doldiger Milchstern – zu kombinieren, wenn die Patienten z. B. von der Nachricht über die schwere Erkrankung Schaden genommen haben und seitdem ein Trauma haben.
- Die Bachblüte **Oak** brachte meinen Patienten öfters große Hilfe, wenn diese oft sinnlos, verbissen gegen ihre Krankheit ankämpften, besonders, wenn die körperlichen Kräfte schon stark zurückgegangen waren. Die Sturheit, Unnachgiebigkeit, manchmal sogar Verbissenheit wird positiv beeinflußt, die Menschen werden viel entspannter, auch der Todeskampf wird erleichtert.
- **Rescue Tropfen:** beim sogenannten Notfallmittel wird anders dosiert. Man gibt in kritischen Situationen 2–3x alle 10 Min 2 Tropfen direkt auf die Zunge oder die Unterlippe, bei Bedarf stündlich weiterhin. Auf die schmerzenden Stellen empfiehlt es sich die Tropfen einzureiben. Im Notfallmittel (Rescue Tropfen), von Dr. Bach selbst zusammengestellt, ist Rock Rose, Star of Bethlehem, Impatiens, Clematis und Cherry Plum enthalten. Es hilft Krebspatienten bei Angst, Aufregung, schlimmer Nachricht, Schock, Ohnmacht, Herzrhythmusstörungen etc.

# Behandlung mit dem homöopathischen Konstitutionsmittel

Ganz wichtig ist, das passende homöopathische Konstitutionsmittel bzw. Typenmittel einzusetzen. Homöopathische Arzneien, welche bei Brustkrebs immer wieder große Hilfe bringen, z. B. Arsenicum album – Weißarsenik – ist ein sehr tiefgreifendes Mittel, welches die Giftausscheidung massiv fördert. Bei Haut- und Brustkrebs wird es mit gutem Erfolg eingesetzt.

**Hydrastis canadensis** – kanadischer Gelbwurz -: ist bei fast allen Krebsen einsetzbar. Hydrastis canadensis hat eine hohe Affinität allgemein zu den Schleimhäuten. Urethritis, Gastritis, Pharyngitis, Angina tonsillaris und dickes, ätzendes Sekret in der Nase kommen bei diesem Mittel vor. Die Lieblingsfarbe dieser Patienten ist blau. Es handelt sich oftmals um alte, erschöpfte, auch appetitlose Leute. Ich habe Hydrastis can. häufig eingesetzt mit bestem Erfolg, meist bei Brust- und Magenkrebs.

**Calcium fluoratum** – Flußspat -: hilfreich bei Schilddrüsenkrebs, außerdem bei Brustkrebs mit steinharten Knoten. Narbenbildung und Fissuren in der Haut, auch Analfissuren sind Themen von Calcium fluoratum. Verhärtung mit Vereiterung und Depressionen sind kennzeichnend für Calcium fluoratum. Die Lieblingsfarbe dieser Patienten ist rot.

**Conium maculatum** – gefleckter Schierling -: aufsteigende Lähmung, Schwäche in den Beinen, Zittern, Herzklopfen, Arteriosklerose, schwaches Gedächtnis, Ängstlichkeit und Depression sind Themen von Conium maculatum. Hilfreich bei Gebärmutterkrebs und Brustkrebs. Kleine Knoten finden sich. Die Lieblingsfarbe dieser Patienten ist schwarz.

**Natrium muriaticum** – NaCl -: sehr hilfreich bei Brustkrebs und wenn Krebs als Folge von Kummer, Enttäuschung und Ärger auftritt. Die Krankheitsursache ist oft psychisch. Ödeme, Anaemie, Allergien, Fließschnupfen, Kopfschmerzen und Depressionen sind Themen von Natrium muriaticum. Auch Herzklopfen und Herzrhythmusstörungen kommen häufig vor. Die Lieblingsfarbe dieser Patienten ist grün-türkis.

**Apis mellifica** – Honigbiene -: sehr hilfreich bei Eierstockkrebs, meist rechts, außerdem bei Lymphstau, bei Brustkrebs. Ödeme der Augenlider, Labien, Extremitäten und im Gesicht sind kennzeichnend. Patienten sind oft schläfrig, gleichgültig, Kinder fahren während des Schlafes plötzlich hoch und schreien schrill.

**Asterias rubens** – roter Seestern -: Bei Brustkrebs ist dieses Mittel sehr nützlich, Schmerzen und Neuralgien in der linken Brust, geschwollene Achseldrüsen, hart und knotig, dies sind Themen von Asterias rubens. Diese Patienten wählen als Lieblingsfarbe grün aus.

**Lachesis muta** – Buschmeister -: hat eine große Affinität zum Gefäßsystem. Es passt auf Menschen, die eine große Redelust auszeichnet, Patienten, denen es am frühen Morgen nicht gut geht, diese sind morgens unpässlich, oft traurig, ihre Beschwerden haben am Morgen ihren Höhepunkt. Dafür können diese Menschen bis tief in die Nacht hineinarbeiten und zwar über lange Zeit, sie sind äußerst leistungsfähig und brauchen nicht viel Schlaf. Ihr Blut ist meist zähflüssig, dick, die Patienten neigen zu Blutungen und Sepsis. Ihre Wangen sind oft bläulich bzw. purpurfarben, ebenso die evtl. Wundränder, Ulcera oder Furunkel. Man beobachtet manchmal richtig schwarze Ränder. Eine weitere Schwäche ist im Gefäßsystem zu beobachten: Lachesis-Patienten vertragen oftmals kein heißes Bad und keine heißen Getränke.
Bei Brustkrebs, Magenkrebs und Hautkrebs hatte ich die besten Erfolge, wenn die Symptome auf die Konstitution passten.

**Strontium carbonicum** – Strontiumcarbonat –: ist bei Knochenkrebs und Knochenmetastasen hilfreich. Patienten, die Strontium carbonicum benötigen, leiden oft an Neuritiden, z. B. Ischiasneuritis, an rheumatischen Beschwerden allgemein oder an chronischen Verstauchungen. Patienten, die diese Arznei brauchen, tragen oftmals auch nachts eine Mütze. Der Kopf muss eingehüllt sein, sie frieren. Die Lieblingsfarbe dieser Patienten ist meist lila.

Und die **Nosode Cancerosinum**, aus einem Karzinom gewonnen, muss auf jeden Fall in der Verdünnung D200 oder D1000 ihren Einsatz finden. Bei Brustkrebs, wenn dieser in der Familienanamnese auftauchte, **vorsorglich**, ansonsten bei bestehender Erkrankung. Die Patienten, die besonders gut auf diese Nosode ansprechen, haben oft Sommersprossen, Naevi oder Café-au-lait-Flecken. Eine dunkle Hautfarbe fällt auf (Vithoulkas). In meiner Praxis konnte ich diese Merkmale auch feststellen. Die Patientinnen sind angepasst, hilfsbereit, freundlich, sorgen sich stets um andere, aber wenig um sich selbst.

Die Erbnosode **Luesinum** in der Potenz D1000 muss auch zwischendurch eingesetzt und öfter wiederholt werden.

**Phytolacca** – Kermesbeere -: hat eine Affinität zum Drüsengewebe, bei Angina mit Lymphdrüsenschwellung sehr hilfreich. Nervenschmerzen, Schmerzhaftigkeit allgemein und Nierenschmerzen sind Themen von Phytolacca, ebenso Brust- und Lymphdrüsenkrebs. Die Lieblingsfarbe der Patienten, die Phytolacca benötigen, ist fast immer grün, grün-türkis.

**Aurum metallicum** - Gold-: Patienten, die unter hohem Blutdruck, Arteriosklerose, Pulsunregelmäßigkeiten oder Herzklappenveränderungen leiden, benötigen diese Arznei oftmals. Immer wieder trifft man auf depressive Personen mit Suizidneigung. Diese Patienten klagen oft über nächtlichen Kopfschmerz, Schwindel, Blutandrang zum Kopf und Knochenschmerzen. Alle Beschwerden finden nachts ihren Höhepunkt.
Bei Hodenkrebs hilft diese Arznei besonders gut, aber auch bei anderen Krebsarten, wenn die Konstitution paßt. Sehr hilfreich bei Knochenmetastasen.

**Carbo animalis** – Tierkohle -: bei Brustkrebs, Hodenkrebs und Uteruskrebs gut einsetzbar, auch bei Magen- und Leberkrebs. Verhärtete Drüsen, Blähungen, schlechte Verdauung sind Themen von dieser Arznei, außerdem Schwäche und Nachtschweiß. Die Lieblingsfarbe dieser Patienten ist orange.

**Hoang nan** – Brechnussgewächse, getrocknete Rinde –: Bei Drüsenkrebs hilft diese Arznei gut, Blutungen bei Krebs kommen zum Stillstand. Zusammen mit der Nosode Luesinum D200 konnte ich gut helfen. Patienten, die Hoang nan benötigen, haben meist als Lieblingsfarbe lindgrün und sind oft sehr erschöpft.

**Radium bromatum** – Radiumbromid –: ist bei Knochenkrebs hilfreich. Wichtige Themen von Radium bromatum sind Rheuma, Gicht und Hautsymptome wie z. B. Jucken am ganzen Körper. Verstopfung kommt häufig vor. Hilfreich bei Radiumbestrahlungen zur Abschwächung der Nebenwirkungen.

## Spritzenserie von Prof. Müller

Zum Schluss eine Spritzenserie von Prof. Müller, Homöopath, welche aus Organpräparaten, Einzelhomöopathika und Nosoden besteht. Es handelt sich um 8 Serien:

Spritzenserie von Prof. Müller

| | | |
|---|---|---|
| Rp. I | Lymphogranulomatose D30 | Amp. V |
| + | Glandula lymphatica suis Heel | Amp. V |
| + | Ubicinon comp. Heel | Amp. V |
| + | Kohlhernie D30 | Amp. V |
| | | |
| Rp. II | Chondrosarkonium D30 | Amp. V |
| + | Hepar suis Heel | Amp. V |
| + | Coenzyme comp. Heel | Amp. V |
| + | Aqua R500 D30 Amp. (Stauffen) | Amp. V |
| | | |
| Rp. III | Plasmozytom D30 | Amp. V |
| + | Medulla ossis suis Heel | Amp. V |
| + | Glyoxal Heel | Amp. V |
| + | Bacillinum D30 = Tuberculinum D30 | Amp. V |
| | | |
| Rp. IV | Corpus pinale Heel | Amp. V |
| + | Cortison D30 | Amp. V |
| + | Mamma suis Injeel | Amp. V |
| | | |
| Rp. V | Lymphograulomatose D200 | Amp. V |
| + | Splen suis Heel | Amp. V |
| + | Ubichinin comp. | Amp. V |

Spritzenserie von Prof. Müller

| | | |
|---|---|---|
| Rp. VI | Chondrosarkonium D200 | Amp. V |
| + | Thalamus comp. Heel | Amp. V |
| + | Coenzyme comp. Heel | Amp. V |
| + | Carbo animalis D200 | Amp. V |
| | | |
| Rp. VII | Plasmozytom D200 | Amp. V |
| + | Glandula Thymi | Amp. V |
| + | Glyoxal Heel | Amp. V |
| + | Bacillinum D200 = Tuberculinum D200 | Amp. V |
| | | |
| Rp. VIII | Cortison D200 | Amp. V |
| + | Mamma suis Injeel | Amp. V |

(In der Serie 4 + 8 kommt das entsprechende Schwachorgan zum Einsatz, z. B. bei einer Präcancerose der Haut *Cutis suis Injeel.*)
Bei Brustkrebs ist Mamma suis Injeel das Mittel der Wahl.

Diese Arzneien dienen ausschließlich der Immunmodulation.

Diese Spritzen werden im wöchentlichen Wechsel 1x/pro Woche verabreicht, 4 Jahre lang, dann alle 2 Wochen, später 1x/pro Monat, insgesamt 6–8 Jahre lang.

Es werden die Amp. der Serien von 1–8, jeweils 2–4 Amp., zusammen aufgezogen und supraclaviculär, axillär oder inguinal im wöchentlichen Wechsel gespritzt. Es erfolgen jeweils 4 Einstiche in die **Nähe der Lymphknoten**.

Z. B.:
1. Sitzung: die Injektion erfolgt durch 4 Einstiche supraclaviculär
2. Sitzung: die Injektion erfolgt durch 4 Einstiche axillär
3. Sitzung: die Injektion erfolgt durch 4 Einstiche inguinal

Und wieder von vorne, 1x/Woche, 4 Jahre lang usw.

Zusätzliche orale Therapie:
Hydrastis canadensis D2 oder D4 (wenn D2 nicht erhältlich ist)
+ Conium maculatum D4
im täglichen Wechsel, 3x/Tag je 1 Tablette unter die Zunge, 8 Wochen lang.

Danach:
Hydrastis canadensis D2
+ Phytolacca D4
im täglichen Wechsel, 3x/Tag je 1 Tablette unter die Zunge, 8 Wochen lang.

Anschließend:
das Typenmittel in der Niederpotenz (D2–D6), 3x/Tag je 1 Tablette, 8 Wochen lang.

## Therapievorschlag bei Präcancerose

Diese Spritzenkur wird im Wechsel alle 2 Wochen verabreicht, über 1 Jahr. Dann weiterhin je nach Entwicklung. Meistens muss sie 2 Jahre zum Einsatz kommen. Man kann sie später dann auch alle 3 Wochen geben, und dann noch 1 Jahr lang alle 4 Wochen. Das kommt auf den Verlauf an.

Es werden die Amp. der Serien von 1–8, jeweils 2–4 Amp., zusammen aufgezogen und supraclaviculär, axillär oder inguinal im 2-wöchentlichen Wechsel gespritzt.

Es erfolgen jeweils 4 Einstiche in die **Nähe der Lymphknoten**.

Z. B.:
1. Sitzung: die Injektion erfolgt durch 4 Einstiche supraclaviculär
2. Sitzung: die Injektion erfolgt durch 4 Einstiche axillär
3. Sitzung: die Injektion erfolgt durch 4 Einstiche inguinal

Und wieder von vorne, 1x alle 2 Wochen, 1 Jahr lang usw.

# 19. Anhang

## Diät nach Dr. Konrad Werthmann

Dr. Konrad Werthmann

Facharzt für Kinder- und Jugenheilkunde, Arzt für Allgemeinmedizin, A-5020 Salzburg

*Diätanleitung für chronisch Kranke und Allergiker*

**Verboten:**

1. KUHMILCH und ihre PRODUKTE

   Butter, Quark, Molke, Käse, SCHOKOLADE, herkömmliche Margarine, französisches Salatdressing

2. HÜHNEREI und seine PRODUKTE

   Kuchen, Torten, Knödel, Paniertes (Gebackenes), Mayonnaise, Pfannkuchen, Löffelbiskuits, chinesische Frühlingsrolle, Eierteigwaren, Kekse

3. NÜSSEMIX und ZELLULOSEBELASTUNG

   Hasel-, Walnüsse, Nutella, Nuss-Müsliriegel, Mandeln, Kokosnuß, grobkörnige Vollkornbrote, Kerne (Sonnenblumen-, Kürbis-, Pinienkerne), Frischobst, Frischgemüse, Frischsalat, Trockenobst, Rohkostsalate

4. HISTAMINBRINGER

   Dosenfische, Sardinen, Sardellen, Schweinefleisch, Speck, Hasen- und Kaninchenfleisch

5. NASENALLERGIKER (Nebenhöhlen, Pollinose, Dauerschnupfen)

   ZWIEBEL in jeder Form, SUPPENWÜRFEL, Schnittlauch, Knoblauch, Lauchgemüse, Senf, Ketchup

   SÄUREBRINGER (wie Zitrusfrüchte, Kiwi, Beerenobst)

**Erlaubt:**

1. Ersatz für KUHMILCH

   *Für Säuglinge:* Sojamilch MILUPA SOM (und -Brei) HUMANA SL (und -Brei), GALACTINA MAMMINA

   *Ältere Kinder/Erwachsene:* Sojamilch und Produkte: Sojadrink, Sojadessert, Sojadream (Schlagsahne), Sojacream (Sauerrahm)

   Ziegenmilch und Produkte (immer ½ Milch - ½ Wasser): Ziegenjoghurt, -Butter, -Käse, -Quark

   Schafmilch und Produkte – immer ½ Milch - ½ Wasser (aus Werthmann – Schaf- und Ziegenmilch (Literaturverzeichnis Seite **??**):

   Schafjoghurt, -Käse, -Butter, -Quark

   Kuhmilchfreie Margarine:

   ALSAN-S 250g, VITASIEG 500g, DIE GUTE EDEN 500g, SANOMIO 500g, VITAZELL 250g

   Kochschokolade, Wassereis

2. Ersatzbindemittel für das Ei

   Pfeilwurzmehl, Mondamin, Maizena

   Ersatzeier, Puten-, Wachtel-, Gänse-, Enteneier

   Teigwaren: Original italienische Teigwaren, Hartweizengrießnudeln

3. Ersatz für den Nüssemix und die Zellulosebelastung

   GEKOCHTES Obst, GEKOCHTES Gemüse, GEKOCHTE Salate, Gegrillte Bananen

4. Ersatz für Histaminbringer

   Fische blau, gegrillt, Forellen, Saiblinge, (Karpfen oft zu fett), Scholle

   Schaf-, Rind-, Ziegen-, Lammfleisch, Puten, Hühner-, Gänse-, Entenfleisch

   Rinderhartwurst, Fohlenwurst, Schafwurst

   KARTOFFELN, Reis, Polenta

## Blasentee nach Dr. Müller

Rp. Radix Levistici

Hb. Equiseti

Fl. Stoechados

Folia Uvae ursi

Fol. Myrtilli ãã ad 200.0

1 Teelöffel pro Tasse mit kochendem Wasser übergießen, über Nacht oder mindestens 5 Stunden ziehen lassen, 3–5 Tassen pro Tag trinken, am besten warm.

## Schwarze-Säfte-Kur nach F. Viehauser

Tabelle 19.1.: Schwarze-Säfte-Kur nach F. Viehauser

Es werden Muttersäfte der Firma Eden oder sonstige qualitativ hochwertige Säfte zum Einsatz gebracht.

| | | |
|---|---|---|
| MO | 2 Gläser | schwarzer Johannisbeersaft |
| DI | 1 Glas | Holundersaft |
| MI | 2 Gläser | Heidelbeersaft |
| DO | 2 Gläser | Rote Beete Saft |
| FR | 2 Gläser | roter bzw. schwarzer Kirschsaft |
| SA | 2 Gläser | roter Traubensaft |
| SO | 1 Glas | Ananassaft |

## Gelenköl nach F. Viehauser

Rp.

Oleum Pini. pumil. 30,0

Oleum Rosmarini 10,0

Oleum Spicae 10,0

Oleum Lavendulae Mont Blanc 10,0

Oleum Melissae rectific 20,0

M.d.s.: mehrfach täglich einreiben.

## Lebertee nach Dr. Müller

Rp.

Hb. Chelidonii 50,0

Hb. Cardui benedicti 50,0

Rx Taraxaci 50,0

Fl. Stoechados 50,0

Semen cardui mariae ad 300,0

1 TL/Tasse mit kochendem Wasser übergießen, über Nacht ziehen lassen, wenigstens 3 Stunden.

5 Tassen täglich trinken.

# Nierentee

Rp.

Foliae Betulae

Hb. Solidaginis

Hb. Hernariae

Fol. Orthosiphospinis āā ad 200,0

1 TL/Tasse mit kochendem Wasser übergießen, einige Stunden ziehen lassen, am besten über Nacht. 5 Tassen täglich trinken.

# Basentee nach Dr. Rau

Zucchini, Sellerie und Gartenbohnen lässt man zu gleichen Teilen 20 Minuten köcheln; vom Sud 5 Tassen über den Tag verteilt trinken.

# Anschriften und Bezugsquellen

**Holomed**

Bakterienpräparate,

Sanum-Präparate

Niederlande

Telefon 0031-541-292975

Fax 0031-541-292965

**Sanum-Kehlbeck**

GmbH & Co. KG

Sanum-Präparate Deutschland

Postfach

D-27316 Hoya

Telefon 04251-93520

Deutsches Service Büro

**Horvi-Enzym-Präparate**

Telefon 06835-50040

Fax 06835-500444

Medizinischer Beratungsservice

Telefon 08856-1254

MO – DO 9 – 12 Uhr

**DHU** – Deutsche Homöopathische Union

Einzelmittelhomöopathie

Pentarkane (Ptk)

Telefon 0721-409301

Fax 0721-4093113

**vitOrgan**

`https://vitorgan-shop.de/`

**Phönix Laboratorium**

spagyrisch-homöopathische Liquida

Telefon 07457-956060

**Biologische Heilmittel Heel GmbH**

Antihomotoxische Therapie (Heel)

Postfach 100349

76484 Baden-Baden

Telefon 07221-501111

Bach-Blüten in allen **Apotheken**

– Mischungen über Heilpraktiker-Rezept

– Stock Bottles über ärztliches Rezept

**Madaus**

Oligoplex-Präparate (Olplx)

Telefon 0221-89980

Fax 0221-8998701

**Praxis Dr. Schöbe**

Frischextracte, Beratung

Baden-Baden

Telefon 07221-38017

Fax 07221-38144

**Kastner, Rastatt**

Ozonöl, Laborbedarf

Telefon 07222-53005

# Quellen und Literaturverzeichnis


- Melville, Arabella: Die einfache Alternative
- Prof. Dr. med Wendt, Lothar: Gesund werden durch Abbau von Eiweißüberschüssen
- Richter, Isolde: Lehrbuch für Heilpraktiker
- Repertorium 2012/13 der Sanum Arzneimittel
- Dr. med Blome, Götz: Das neue Bachblütenbuch
- Boericke, William: Homöopathische Mittel und ihre Wirkungen
- Mohinder, Ius: Die Reise einer Krankheit – CD
- Abele, Johann: Die Eigenharnbehandlung, 10. Auflage
- Krebs, Harald: Eigenbluttherapie, 4. Auflage
- Prof. Dr. Delbrück, Hermann: Brustkrebs, 8. überarbeitete Auflage

# Liste der Bach-Blüten und ihre Bezifferung

| | | |
|---|---|---|
| 1 | Agrimony | Gemeiner Odermennig |
| 2 | Aspen | Espe / Zitterpappel |
| 3 | Beech | Rotbuche |
| 4 | Centaury | Tausendgüldenkraut |
| 5 | Cerato | Bleiwurz |
| 6 | Cherry Plum | Kirschpflaume |
| 7 | Chestnut Bud | Rosskastanienknospe |
| 8 | Chicory | Wegwarte |
| 9 | Clematis | Gewöhnliche Waldrebe |
| 10 | Crab Apple | Holzapfel |
| 11 | Elm | Englische Ulme |
| 12 | Gentian | Herbstenzian |
| 13 | Gorse | Stechginster |
| 14 | Heather | Schottisches Heidekraut |
| 15 | Holly | Europäische Stechpalme |
| 16 | Honeysuckle | Geißblatt |
| 17 | Hornbeam | Hainbuche |
| 18 | Impatiens | Springkraut |
| 19 | Larch | Europäische Lärche |
| 20 | Mimulus | Gefleckte Gauklerblume |
| 21 | Mustard | Ackersenf |
| 22 | Oak | Eiche |
| 23 | Olive | Ölbaum |
| 24 | Pine | Schottische Kiefer |
| 25 | Red Chestnut | Rote Kastanie |
| 26 | Rock Rose | Gelbes Sonnenröschen |
| 27 | Rock Water | Fels-Quellwasser |
| 28 | Scleranthus | einjähriger Knäuel |
| 29 | Star of Bethlehem | Doldiger Milchstern |
| 30 | Sweet Chestnut | Esskastanie / Edelkastanie |
| 31 | Vervain | Eisenkraut |
| 32 | Vine | Weinrebe |
| 33 | Walnut | Walnuss |
| 34 | Water Violet | Wasserfeder |

| | | |
|---|---|---|
| 35 | White Chestnut | Weißblühende Rosskastanie |
| 36 | Wild Oat | Waldtrespe |
| 37 | Wild Rose | Hecken-Rose |
| 38 | Willow | Gelbe Weide |
| 39 | Rescue Remedy | Notfalltropfen |

# Werdegang

Dr. med. Gertrud Grimm, Jahrgang 1946, Medizinstudium in Münster/Westfalen und Heidelberg. Staatsexamen und Promotion an der med. Fakultät der Universität Heidelberg. Von 1974 bis 1999 in Kassenarztpraxis, anerkannter Landpraxis, in Biblis tätig, zunächst als Assistentin, seit 1978 selbst niedergelassen, in den ersten Jahren als praktische Ärztin, später als Fachärztin für Allgemeinmedizin.

Während der 25-jährigen Tätigkeit in der Kassenarztpraxis zusätzlich langjährige Ausbildung in naturheilkundlichen Therapien, später ausschließlich in klassischer Homöopathie. Verleihung der Zusatzbezeichnung „Homöopathie“ von der Ärztekammer Karlsruhe 1998.

Von 1999 bis heute in eigener homöopathischer Privatpraxis, z. Zt. in Worms, tätig.